Phil C. Langer, Jochen Drewes, Angela Kühner

Positiv

BALANCE **erfahrungen**

Phil C. Langer, Jochen Drewes, Angela Kühner

Positiv

Leben mit HIV und Aids

Phil C. Langer, Jochen Drewes, Angela Kühner: Positiv.
Leben mit HIV und Aids
1. Auflage 2010
ISBN-Print: 978-3-86739-058-3
ISBN-PDF: 978-3-86739-747-6
ISBN-ePub: 978-3-86739-847-3

Die Deutsche Nationalbibliothek verzeichnet diese Publikation in der
Deutschen Nationalbibliografie; detaillierte bibliografische Daten sind
im Internet über http://dnb.d-nb.de abrufbar.

Wenn Sie Erfahrungsberichte und fundierte Ratgeber zur Gesundheit suchen,
besuchen Sie unsere Homepage: www.balance-verlag.de

© BALANCE buch + medien verlag, Bonn 2010
Der Balance buch + medien verlag ist ein Imprint
der Psychiatrie-Verlag GmbH, Bonn.
Alle Rechte vorbehalten. Kein Teil des Werkes darf ohne Zustimmung
des Verlages vervielfältigt, digitalisiert oder verbreitet werden.
Lektorat: Cornelia Schäfer, Köln
Umschlagkonzeption: p.o.l: kommunikation design, Köln,
unter Verwendung eines Fotos von photocase.com
Typografie und Satz: Iga Bielejec, Nierstein
Gesetzt aus der Sabon in der HKS-Farbe 90
Druck und Bindung: Kösel, Krugzell (www.KoeselBuch.de)

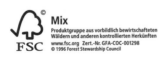

Mix
Produktgruppe aus vorbildlich bewirtschafteten
Wäldern und anderen kontrollierten Herkünften
www.fsc.org Zert.-Nr. GFA-COC-001298
© 1996 Forest Stewardship Council

FSC

Perspektiven: Gesundheitspsychologische Überlegungen im Dialog   180

Nachwort   216

Anhang   220

Glossar   230

Hier finden Sie alle mit → *markierten Begriffe.*

Vorwort

Seit der Entdeckung des HI-Virus und seiner Folgen hat sich die
Lebenssituation von Menschen mit HIV und Aids in Deutschland
verändert: vom Todesurteil zur chronischen Erkrankung, deren
Konsequenzen und Begleiterscheinungen beherrschbar sind,
wenn die Infektion frühzeitig erkannt und die Medikamente gut
vertragen werden. Dieser Wandel stellt eine große Chance für alle dar. Neue Perspektiven eröffnen sich; das Leben kann stärker
gestaltet werden, als es zuvor möglich war. Das haben viele in unserer Gesellschaft und in den Medien noch nicht begriffen.
30 Jahre nach dem Ausbruch der Epidemie sind die Bilder von
HIV/Aids in unserer Gesellschaft nicht mehr stimmig. An die Seite von Tod, Sterben, Krankheit und Elend ist eine Vielzahl anderer Bilder getreten, die durch die neuen Therapiemöglichkeiten
für immer mehr Menschen mit HIV/Aids zur Lebensrealität geworden sind. Rund zwei Drittel der HIV-Positiven in Deutschland sind erwerbstätig und gehen einer Arbeit nach. Sie sind Teil
der arbeitenden Bevölkerung und genauso leistungsfähig oder
leistungsschwach wie andere Menschen auch. Einigen merkt

man ihre Infektion überhaupt nicht an, andere sind durch die jahrelangen Belastungen, die die Infektion oder die Nebenwirkungen der Medikamente mit sich bringen, schwer gezeichnet. Das Erreichen des durchschnittlichen Rentenalters wird für immer mehr HIV-Positive wahrscheinlich. Sie fragen sich, wie sie im Alter leben wollen oder ertappen sich dabei, wie sie sich Gedanken über ihre soziale Absicherung nach dem 67. Lebensjahr machen.

Mittlerweile gibt es auch eine immer größer werdende jüngere Generation von Menschen mit HIV/Aids, die das »große Sterben« nur noch aus den Medien oder von Erzählungen kennt und aufgrund eigener Lebenserfahrungen mit dem Virus ein ganz anderes Bild der Infektion und Erkrankung entwickelt. »Neue« und »alte« Bilder existieren heute nebeneinander, keines von ihnen ist »richtig« oder »falsch«. Alle haben ihre Berechtigung, denn sie bauen auf individuellen Erfahrungen auf, deren Inhalte und Aussagen höchstens für einen Teil, nicht aber für alle HIV-Positiven Gültigkeit beanspruchen können. Der Respekt voreinander gebietet es, diese subjektiven Bilder stehen zu lassen und nicht als falsch zu diskreditieren oder abzuwerten, wie es in Debatten und Diskursen manchmal der Fall ist. Dennoch dürfte klar sein, dass die »neuen« Bilder von HIV/Aids immer zahlreicher werden. Und wer wollte sich dafür aussprechen, dass Menschen mit HIV/Aids weiterhin nur gebrechlich, leidend und krank sein müssen?

Es geht nicht um »alt« oder »neu«, sondern um differenziertere, vielfältigere Bilder von HIV/Aids. Was es bedeuten kann, heute ein positives Testergebnis zu erhalten, hängt von vielen unterschiedlichen Faktoren ab: In welchem Land lebe ich und wie ist die medizinische Versorgung dort? Wie früh wurde die Infektion entdeckt und wie stark ist mein Immunsystem geschädigt? Welche Vorerkrankungen hatte ich? Welche materiellen, psychischen und sonstigen Ressourcen habe ich? Habe ich eine Arbeit, ein sicheres Einkommen? Wie alt war ich, als ich mich infiziert habe? Bin ich ein Mann oder eine Frau? Gehöre ich einer besonders ›verwundbaren‹ Gruppe an und werde ich deswegen von der Gesellschaft diskriminiert? Musste ich aus meinem Ursprungsland auswandern? Habe ich einen Partner oder eine Partnerin, die zu mir hält? Habe ich eine (Wahl-)Familie, die mich unterstützt? Habe ich die Perspektive, ein anerkannter Teil der Gesellschaft zu werden und zu bleiben?

Es geht auch darum, dass die Gefahr, sich mit HIV zu infizieren, von immer mehr Menschen realistisch eingeschätzt werden kann und die übertriebene, ja teilweise immer noch hysterische Angst, abgebaut wird. Menschen mit HIV und Aids, deren Viruslast sich dauerhaft unter der Nachweisgrenze befindet und die keine weitere Infektion haben, geben das Virus mit großer Wahrscheinlichkeit nicht weiter.

Deshalb kann die Aufgabe nur darin bestehen, die vielfältigen Bilder und Realitäten vom Leben mit HIV/Aids zur Kenntnis zu nehmen, zu lernen sie zu verstehen und denen, die keinen Zugang oder Kontakt dazu haben, verständlich zu machen.

Das vorliegende Buch stellt einen wichtigen Beitrag dar, die Bilder von Menschen mit HIV und Aids zu vervielfältigen und einem breiteren Adressatenkreis verständlich zu machen. Die Tatsache, dass hier die Betroffenen selbst zu Wort kommen, ihrer Stimme Gehör verschafft wird und nicht (nur) über sie geschrieben wird, verleiht der Publikation eine Authentizität, die viele andere Texte schmerzlich vermissen lassen. Mit sensationslüsterner Panikmache durch die Medien oder mit Angst schürenden Kampagnen können vielleicht kurzfristig hohe Auflagen oder Aufmerksamkeit erreicht werden, aber mit Sicherheit nicht die so dringend benötigte Entstigmatisierung von HIV-Positiven. Dank dieses Buches können Menschen mit HIV/Aids den öffentlichen Diskurs über sich, ihr Leben mit dem Virus und ihrer Erkrankung wieder stärker mitbestimmen und müssen den Platz nicht mehr nur den anderen überlassen.

Dr. Stefan Timmermanns
Referent der Deutschen AIDS-Hilfe e. V.
für den Bereich »Leben mit HIV und AIDS«

Einführung

»Es war im Juni 1981«, erinnert sich Samuel Broder, der in dieser Zeit als Arzt am Nationalen Krebszentrum der USA tätig war. »Wir behandelten einen jungen schwulen Mann. Nie zuvor hatten wir eine derart verheerende Immunschwäche gesehen. ›Wir haben keine Ahnung, was das ist‹, sagten wir damals, ›aber hoffentlich sehen wir so einen Fall niemals mehr in unserem Leben.‹« Broders Hoffnung erfüllte sich bekanntlich nicht. Noch bevor der junge Mann verstorben war, wurden Berichte von weiteren Patienten mit dem gleichen Krankheitsbild veröffentlicht. Artikel über äußerst seltene Formen von Krebs und Lungenentzündung, bei denen alle Behandlungsversuche fehlschlugen, begannen die Fachzeitschriften zu füllen. Innerhalb eines Jahres wurden fast 500 Fälle dieser seltsamen Krankheit allein in den Vereinigten Staaten bekannt. Kurz darauf erschienen ähnliche Meldungen aus Europa, 1982 auch aus Deutschland. In beispielloser Geschwindigkeit entwickelte sich die Krankheit zu einer weltweiten Pandemie. Seit ihrem Beginn sind ihr mehr als 25 Millionen Menschen zum Opfer gefallen.

Bei der Krankheit, die durch Samuel Broder und andere Wissenschaftlerinnen und Wissenschaftler beschrieben wurde, handelt es sich um das »Erworbene Immunschwächesyndrom«, dessen englische Abkürzung Aids (Acquired Immunodeficiency Syndrome) schnell zu einer Chiffre für Leiden und Sterben geworden ist. Aids und dessen Auslöser, das »Humane Immunschwächevirus« HIV, sind fast 30 Jahre danach so aktuell wie damals. Zwar ist die HIV-Infektion durch die Entwicklung wirksamer Therapiemöglichkeiten immer mehr zu einer chronischen Erkrankung geworden, die vielen, die »positiv« auf das Virus getestet werden, ein relativ normales Leben ermöglicht. Dennoch hat sie nach wie vor weitreichende gesundheitliche, psychische und soziale Auswirkungen, die sich tief in das Leben und den Alltag von Positiven einschreiben. Eine Heilung der Krankheit oder eine Impfung gegen das Virus sind nicht in Sicht. Trotz vorhandener Medikamente sterben selbst in Deutschland jährlich mehrere Hundert Menschen an ihren Folgen.

Die Krankheit stellt für die Betroffenen nicht nur aus medizinischer Sicht, sondern auch in psychosozialer Hinsicht eine gewaltige Herausforderung dar. Zwar ist die gesellschaftliche Akzeptanz oder Toleranz von HIV-Infizierten im Zuge staatlicher Aufklärungskampagnen und einer engagierten Selbsthilfebewegung mittlerweile gewachsen, die Krankheit bezeichnet indes immer noch ein großes Stigma, das es den von HIV Betroffenen schwer macht, darüber zu sprechen und anderen von ihren Erfahrungen, Ängsten und Hoffnungen zu erzählen. Ihnen bleibt dafür oft nur der geschützte Raum einer HIV-positiven Community oder eines privaten wie professionellen Zweiergesprächs. So erhält auch die Öffentlichkeit kaum realistische Einblicke in die vielfältige Lebenswelt von → *Positiven*. Das öffentliche Bild von HIV und Aids ist gerade in Deutschland, wo die Krankheit nicht, wie in vielen afrikanischen Ländern, im gesellschaftlichen Alltag allgegenwärtig ist, durch die mediale Berichterstattung zum Welt-Aids-Tag geprägt. Jedes Jahr zum 1. Dezember wird ritualhaft der 1993 erschiene Film »Philadelphia« im Fernsehen gezeigt, wird in der Presse in dramatischen Reportagen die Schwere der Krankheit beschworen, warnen Politiker vor einer zunehmenden Sorglosigkeit gegenüber der Krankheit. Mit der Lebenswirklichkeit eines Großteils von HIV-Infizierten hat all dies häufig wenig zu tun.

Auf die dringende Frage vieler Positiver, was es bedeutet, heute mit HIV in Deutschland zu leben und wie dies gelingen kann, gibt der öffentliche Diskurs keine tragfähige Antwort. Die zur Verfügung stehenden Medikamente haben zu einer Individualisierung der Krankheit geführt, die sich in ganz unterschiedlichen Lebensentwürfen der Betroffenen widerspiegelt. Das Leben mit HIV wird durch vielfältige Ambivalenzen und Widersprüche bestimmt. Es verläuft in einem unauflösbaren Spannungsfeld einer verzweifelten Sehnsucht nach alltäglicher Normalität und der wiederkehrenden Erfahrung eines Ausnahmezustands.

Vor diesem Hintergrund möchten wir mit dem vorliegenden Buch einen Rahmen für diese Erfahrungen bieten, die unterschiedlichen Perspektiven eines Lebens mit der Krankheit aufzeigen und nachvollziehbar machen, wie vielfältig die mit einer HIV-Infektion oder Aids-Erkrankung möglichen Lebensentwürfe sind. Damit richtet es sich an ganz unterschiedliche Leserinnen und Leser: Es ist ein Angebot an Menschen, die selbst HIV-infiziert sind und Hilfe für ihr Leben mit der Krankheit suchen. Sie erhalten durch die Interviews die Möglichkeit, ihre Erfahrungen mit denen anderer Positiver abzugleichen sowie neue und andere Perspektiven für einen gelingenden Umgang mit der Krankheit zu finden. Unser Buch wendet sich aber auch an Angehörige von HIV-Positiven in einem weiten Sinne: an die recht unterschiedlich verstandene Familie, an Partnerinnen und Partner, an Freunde und Bekannte, die mit dem einen besonderen Menschen umgehen müssen, dessen Lebenswelt aber oft nicht verstehen bzw. nicht nachvollziehen können, warum er oder sie in einer Situation so oder so reagiert. Für Menschen, die professionell im HIV-Bereich, etwa in der psychosozialen Beratung und Betreuung oder der medizinischen Praxis tätig sind, bietet das Buch zudem Hinweise, welche Unterstützung Betroffene suchen, welche oft versteckten Ressourcen sie mitbringen und welche Strategien sie im Umgang mit der Infektion entwickelt haben. Schließlich ist das Buch an eine interessierte Öffentlichkeit gerichtet, um zu einer notwendigen Korrektur des einfachen Bildes beizutragen, das die Medien vermitteln, und Verständnis für die von HIV und Aids Betroffenen zu wecken. Im besten Fall geht das Buch so einen kleinen Schritt auf dem Weg zur weiteren Entstigmatisierung der Krankheit und der Infizierten.

Hierzu wollen wir die Stimmen von HIV-Infizierten selbst hörbar machen. Das Schlagwort »positiv« soll mit konkreten Erfahrungen eines Lebens mit dem HI-Virus und Aids gefüllt werden. Im Mittelpunkt des Buches stehen deshalb 15 Interviews mit HIV-Infizierten, die über ihre Lebenswelt Auskunft geben. Sie sind überwiegend wissenschaftlichen Studien entnommen, die in den vergangenen Jahren unterschiedliche Aspekte von HIV und Aids in der Lebenswelt Positiver untersucht haben. In der Studie »Positives Begehren« ging es etwa um die Hintergründe der Infektionen bei schwulen und bisexuellen Männern. In einer anderen Untersuchung zur Spätdiagnose, also zu Menschen, die ihre HIV-Diagnose bereits mit dem Vollbild von Aids erhalten, lag ein Schwerpunkt bei heterosexuellen Frauen. Dies spiegelt sich natürlich in der Auswahl der Interviews und der darin vorkommenden Themen wider. Sie kann daher nicht repräsentativ sein. In der Mehrzahl kommen schwule und bisexuelle Männer zu Wort, was der Infektionssituation in Deutschland entspricht. Die Interviews der positiven Frauen stehen aufgrund der Spätdiagnosen zugleich im Zeichen oft schwerer Krankheitsverläufe, von denen sie proportional gesehen auch häufiger betroffen sind als Männer. Die Interviews beinhalten jedoch ein breites Spektrum unterschiedlicher Lebenswelten von HIV-Positiven und vielfältiger Erfahrungen, was der Individualisierung der Krankheit entspricht. Damit hoffen wir, Identifikationsmöglichkeiten für die Leserin und den Leser geben zu können. Gleichzeitig sind die geschilderten Erfahrungen auch zu einem bestimmten Teil verallgemeinerbar.

Die Interviews selbst sind im Hinblick auf die Lesbarkeit redaktio-nell überarbeitet worden. Wir haben die Fragen der Interviewer ausgelassen und die im Original teilweise bis zu vier Stunden langen Gespräche gekürzt. Dennoch haben wir versucht, so weit wie möglich am Original zu bleiben und die Komplexität des Erzählten zu bewahren. Dies bezieht sich nicht zuletzt auf die manchmal verwirrenden Widersprüche in den Interviews, die Ausdruck der realen Lebenswelt vieler Positiver sind.

Damit die in den Interviews erzählten Lebensgeschichten auch für Leserinnen und Leser verständlich sind, die sich bisher noch nicht so viel mit dem Thema beschäftigt haben, schildert ein erstes Kapitel Hintergründe des Lebens mit HIV und Aids. Es beschreibt die aktuelle Verbreitung der Infektion in Deutschland und international, gibt Informationen zu den bestehenden Behandlungsmöglichkeiten und skizziert deren psychosoziale Auswirkungen auf das Leben von Positiven. Das zweite Kapitel bringt die Interviews selbst. Wesentliche Aspekte, die sich durch die Interviews ziehen und das Leben Positiver maßgeblich prägen, werden schließlich in einem dritten Kapitel zusammengeführt und aus gesundheitspsychologischer Perspektive betrachtet. Angela Kühner reflektiert die Gefühle und Gedanken, die beim Lesen der Interviews ausgelöst werden können, und versucht, diese für ein Verständnis der Krankheit selbst fruchtbar zu machen. Phil C. Langer führt die angedeuteten Widersprüche im Leben von Positiven näher aus. Jochen Drewes schließlich überlegt in seinem Beitrag, ob es überhaupt einen »richtigen« Umgang mit der Krankheit geben kann. Im Anhang haben wir Informationen für eine weiterführende Auseinandersetzung mit der Krankheit zusammengestellt: kommentierte Literaturhinweise, Angaben zu psychosozialen und medizinischen Anlaufstellen und ein kurzes Glossar von Fachausdrücken bzw. Erklärungsbedürftigem, das in den Interviews und im Sprechen über HIV und Aids vorkommt. Wir freuen uns, dass die Deutsche AIDS-Hilfe, die als Selbsthilfeorganisation die Interessen und Belange von Positiven gegenüber der Öffentlichkeit und Politik repräsentiert, ein Vorwort zu dem Buch geschrieben hat. Um einen kleinen Beitrag zu ihrer wichtigen Arbeit zu leisten, wird ihr 1 Euro pro verkauftes Buch gespendet. Darüber hinaus hat sich Professor Heiner Keupp, der an der Verankerung des Themas Gesundheitsförderung in Deutschland maßgeblich beteiligt war, bereit erklärt, ein Nachwort zum Buch zu schreiben.

Ganz herzlich möchten wir uns bei den Interviewpartnerinnen und Interviewpartnern bedanken, die ihre Lebensgeschichten mit uns geteilt haben. Ohne sie hätte das vorliegende Buch nicht geschrieben werden können. Dank gilt natürlich auch dem Verlag, der die Idee zum Buch so »positiv« aufgenommen hat und mit dem zusammen die Konzeption und Ausführung engagiert vorangebracht werden konnte, der Lektorin Cornelia Schäfer für ihre wunderbare Arbeit in so kurzer Zeit und ihre kritischen Interventionen, die das Buch in der vorliegenden Fassung mitgeprägt haben, und Daniel Schaarenberg, der die Interviews mit großer Sensibilität aufbereitet hat. Zum Schluss muss auch den Leserinnen und Lesern des Buches gedankt werden, die dem Sprechen über HIV und Aids einen bestimmten Raum schaffen und die berichteten Erfahrungen des Lebens mit der Krankheit anerkennen.

Phil C. Langer, Jochen Drewes und Angela Kühner

Hintergründe: HIV und Aids in Deutschland

Jochen Drewes, Phil C. Langer und Angela Kühner

HIV-Infektion und Aids-Erkrankung werden in der Öffentlichkeit zumeist als etwas wahrgenommen, das in mehrfacher Hinsicht »ganz weit weg« ist. Es scheint sich um eine Krankheit »der Anderen« zu handeln: anderer Gruppen wie Homosexueller, Drogenkonsumierender oder Prostituierter, die mit einem gesellschaftlichen Stigma belegt sind; anderer Jahrzehnte, insbesondere der 1980er-Jahre, als es noch keine Therapiemöglichkeiten gab und die Diagnose »positiv« oft genug ein Todesurteil darstellte; und vor allem anderer Länder, Regionen und Kontinente, etwa des südlichen Afrikas, in denen das Virus allgegenwärtig ist. Das schafft häufig eine Distanz, die dazu führen kann, dass »man« sich nicht betroffen fühlt und sich, sofern es keinen besonderen Anlass gibt, auch nicht damit auseinandersetzen muss. So kommt es, dass HIV und Aids zwar längst auch in Deutschland zum gesellschaftlichen Alltag gehören, Menschen beider Geschlechter und verschiedener sexueller Präferenzen ein Leben mit der Infektion kennen, quer durch alle sozialen Schichten und kulturellen Verortungen, über die Krankheit selbst in der Regel jedoch nur wenig konkretes Wissen vorhanden ist. In diesem Kapitel werden daher die wesentlichen Hintergründe von HIV und Aids in Deutschland beschrieben, um die folgenden Interviews besser verstehen und einordnen zu können.

Wie sieht die Verbreitung der Krankheit
in Deutschland aus?

Noch nie zuvor war die Zahl der HIV-Infizierten in Deutschland höher als heute. Am Ende des Jahres 2009 lebten ungefähr 67 000 Menschen mit einer HIV-Infektion in Deutschland (die Angaben sind dem epidemiologischen Bulletin des Robert-Koch-Instituts entnommen, das die Meldungen zu HIV und Aids erhält und auswertet. Ausführlichere Information darüber sind im Anhang dieses Buches zu finden). Diese Zahl wird auch in den nächsten Jahren weiter steigen. Hierfür gibt es zwei Gründe: Zum einen sterben aufgrund des medizinischen Fortschritts seit Mitte der 1990er-Jahren immer weniger Menschen an den Folgen einer Infektion mit HIV. Zum anderen stecken sich nach wie vor mehrere Tausend Menschen im Jahr mit dem Virus an. So wurden im Laufe des Jahres 2009 etwa 3 000 Infizierte offiziell gemeldet, die in diesem Jahr durch einen HIV-Test von ihrer Infektion erfahren hatten.

Die Krankheit ist in der Bevölkerung recht ungleich verteilt. Man geht davon aus, dass rund 55 000 Männer und 12 000 Frauen in Deutschland eine HIV-Infektion haben. Am stärksten betroffen von der HIV-Epidemie sind dabei schwule und bisexuelle Männer, die ungefähr 60 % der HIV-Infizierten ausmachen. Wissenschaftlich werden sie unter der Bezeichnung MSM »Männer, die Sex mit Männern haben« zusammengefasst. Heterosexuelle stellen die zweitgrößte Gruppe dar, die aber deutlich kleiner ist: Insgesamt etwa 16 700 der heute (2010) in Deutschland lebenden HIV-Infizierten haben sich über heterosexuellen Geschlechtsverkehr infiziert, darunter sind ca. 7 500 Personen aus Herkunftsländern, in denen ein vergleichsweise hoher Anteil der Bevölkerung mit HIV infiziert ist. Dies sind insbesondere Länder im Süden Afrikas. Drogennutzer, die sich Heroin und andere Substanzen intravenös spritzen, sind über den Austausch von Spritzbesteck ebenfalls stark gefährdet, sich mit HIV zu infizieren. Sie stellen mit ca. 8 200 Personen die drittstärkste Gruppe.

Deutlich geringer vertreten unter den Infizierten sind jene Personen, die sich bei einer Bluttransfusion infiziert haben, hierbei handelt es sich um Hämophile (»Bluter«) und Menschen, die sich einer Operation unterziehen mussten. Ungefähr 500 Betroffene zählen zu dieser Gruppe. Die geringe Anzahl von Patienten, die sich auf diese Weise infiziert hatten, ist darauf zurückzuführen, dass schon bald nach dem Auftreten der ersten Fälle von HIV in Deutschland wirksame Maßnahmen ergriffen wurden, um die Weitergabe von HIV-infiziertem Blut über Transfusionen zu verhindern. Die kleinste Gruppe stellen Kinder dar, die sich bei der Geburt über ihre Mutter angesteckt haben, ihre Zahl schätzt man auf ungefähr 200. Eine Mutter-Kind-Übertragung findet allerdings immer seltener statt, da mittlerweile eine solche Übertragung medizinisch effektiv verhindert werden kann.

Aufgrund deutlicher Fortschritte in der medizinischen Behandlung kann die HIV-Infektion bei der überwiegenden Mehrheit der behandelten Patienten in Deutschland »unter Kontrolle« gebracht werden. Daher ist die Unterscheidung zwischen einem symptomfreien »HIV-positiv Sein« und »Aids haben« nach Ausbruch der Krankheit heute wichtig. Trotz der Therapiemöglichkeiten erreichen aber auch in Deutschland noch viele Menschen das Stadium Aids oder sterben an den Folgen ihrer HIV-Infektion. Ungefähr 11 300 der HIV-Infizierten leben in Deutschland mit der Diagnose »Vollbild Aids«, allein im Jahr 2009 sind 1 100 dazugekommen. Gestorben an Komplikationen infolge einer HIV-Infektion und Aids-Erkrankung sind in jenem Jahr ungefähr 550 Menschen. Insgesamt sind damit seit Beginn der HIV-Epidemie ungefähr 28 000 Menschen in Deutschland an den Folgen von HIV und Aids gestorben.

Im internationalen Vergleich ist die Verbreitung von HIV in Deutschland trotzdem vergleichsweise niedrig (die hier angeführten Zahlen beziehen sich auf Angaben von UNAIDS mit Stand des Jahres 2008. UNAIDS ist eine Unterorganisation der Vereinten Nationen, www.unaids.org). Von den weltweit über 33 Millionen Menschen mit HIV und Aids leben etwa 23 Millionen Menschen im südlichen Afrika. Darunter sind Länder wie Botswana, wo jeder dritte Mensch mit dem Virus infiziert ist. Hier zeitigt HIV/Aids verheerende gesamtgesellschaftliche Folgen. Diese betreffen gerade auch Kinder und Jugendliche: Viele haben als sogenannte Aids-Waisen ihre Eltern durch die Krankheit verloren, wachsen allein oder in Heimen auf, müssen durch Großeltern oder Verwandte großgezogen werden. Der ehemalige Generalsekretär der Vereinten Nationen, Kofi Annan, stellt dazu fest, dass die Epidemie »heute eine der größten Bedrohungen des weltweiten menschlichen Fortschritts im 21. Jahrhundert geworden ist«. Allein im Jahr 2008 haben sich weltweit etwa 2,7 Millionen Menschen neu mit HIV infiziert, sind 2 Millionen Menschen an den Folgen von HIV und Aids gestorben. Neben dem südlichen Afrika liegen weitere Zentren der HIV-Epidemie in Südostasien und Osteuropa.

Dabei zeigt die Epidemie ganz unterschiedliche Gesichter, je nachdem, in welche Region der Welt man schaut. Stellen in Deutschland schwule und bisexuelle Männer die Hauptbetroffenengruppe dar, so sind im weltweiten Vergleich mehr als die Hälfte aller Infizierten heterosexuelle Frauen. Männer und Frauen, die sich auf heterosexuellem Weg infiziert haben, sind im südlichen Afrika und südöstlichen Asien am stärksten von der Krankheit betroffen, in Osteuropa und Zentralasien sind es hingegen Menschen, die intravenös Drogen konsumieren. Zugleich unterscheiden sich die Situationen von Infizierten hinsichtlich der medizinischen Behandlungsmöglichkeiten. Stehen den Patienten in Deutschland und anderen reichen Industriestaaten durch das Versicherungssystem zahlreiche wirksame Medikamente zur Verfügung, die eine HIV-Infektion zunehmend zu einer chronischen Erkrankung machen, so haben Patienten in vielen ärmeren Regionen der Welt kaum Zugang zu den teuren Medikamenten. Für sie stellt eine Infektion mit HIV immer noch eine direkte tödliche Bedrohung dar. Man kann unter Berücksichtigung dieser Umstände von zwei verschiedenen HIV-Epidemien sprechen, die nur wenige Gemeinsamkeiten haben.

Wie hat sich das Bild der Krankheit verändert?

In Deutschland und anderen westlichen Industrieländern hat sich das Bild von HIV und Aids in den letzten Jahren stark gewandelt. Dies liegt zuallererst an den Medikamenten, die zur Behandlung der Infektion entwickelt wurden. Wie so vieles im Bereich HIV und Aids hat auch die dadurch möglich gewordene Behandlung der Infektion eine besondere Abkürzung und wird oftmals als HAART für »hochaktive → *antiretrovirale* Therapie« bezeichnet. Diese ermöglicht zwar keine Heilung, ist aber in der Lage, die Vermehrung des Virus im menschlichen Körper fast vollständig zu unterbinden. Während bei einem unbehandelten HIV-Infizierten die Zahl der Viren im Körper ständig steigt und sich die Effektivität des Immunsystems auf diese Weise immer weiter verschlechtert, können sich die Abwehrkräfte durch den Beginn einer HAART wieder erholen.

Zwei Werte spielen eine besondere Rolle, wenn man einschätzen will, in welchem Zustand sich das Immunsystem eines HIV-Infizierten befindet: Zum einen ist es die Anzahl der sogenannten T4-Helferzellen, zum anderen die Viruslast. Während die Viruslast, ein Maß für die Anzahl von HI-Viren pro Milliliter Blutserum, durch die ständige Vermehrung der HI-Viren steigt, sinkt die Zahl der Helferzellen, die eine bedeutende Rolle innerhalb des Immunsystems spielen, stetig. Denn sie dienen als Wirtszellen für das HI-Virus und werden durch die Vermehrung des Virus zerstört. Die HIV-Infektion, die mit einer zum Teil über Jahre andauernden »symptomfreien Phase« beginnt, geht mit dem sich kontinuierlich verschlechternden Immunstatus in ein »symptomatisches Stadium« über, in dem erste gesundheitliche Beeinträchtigungen auftreten. Wenn jemand weiterhin unbehandelt bleibt, entwickeln sich die sogenannten → *opportunistischen Erkrankungen*, anhand derer die Diagnose »Vollbild Aids«, das Endstadium der HIV-Infektion, gestellt wird. Charakteristisch für die Aids-Erkrankung sind zum Beispiel spezielle Lungenent-zündungen, Krebs und Pilzinfektionen. Durch die Erkrankungen geschwächt stirbt der Patient relativ bald nach dem Auftreten der ersten opportunistischen Infektionen.

Wird der Patient allerdings behandelt, erholt sich das Immun-system schnell wieder. Die Vermehrung des Virus wird unter-bunden, die Viruslast sinkt in der Regel auf ein derart niedriges Niveau, dass sie mit herkömmlichen medizinischen Verfahren nicht mehr gemessen werden kann. Man spricht dann davon, dass die Viruslast »unterhalb der Nachweisgrenze« ist. Gleich-zeitig steigt die Anzahl der T-Helferzellen wieder an. Auch Pa-tientinnen und Patienten, bei denen die Erkrankung schon weit fortgeschritten war, erholen sich zumeist rasch wieder. Da die Medikamente das Virus nicht vollständig aus dem Körper elimi-nieren können, müssen sie ein Leben lang täglich eingenommen werden. Werden die Medikamente abgesetzt, beginnt das Virus, das in bestimmten »Reservaten« des Körpers überlebt hat, sich wieder zu vermehren. Auch wenn ihre Einnahme häufiger ver-gessen wird, erhält das Virus die Gelegenheit, sich weiter zu vermehren. Es besteht dann auch eine erhöhte Gefahr, dass es Resistenzen ausbildet und die eingenommenen Medikamente ihre Wirksamkeit verlieren.

Durch die Behandelbarkeit der HIV-Infektion hat diese vor allem für die Betroffenen viel von dem Schrecken verloren, den sie in den Anfangsjahren der Epidemie besaß. Vor dem Aufkommen der modernen antiretroviralen Therapie, also vor dem Jahr 1996, stellte ein positiver HIV-Test ein sicheres baldiges Todes-urteil dar. Eine Bedrohung, der Patient und Arzt weitgehend machtlos gegenüberstanden. Die stetige Verschlechterung des

Immunsystems und des Gesundheitszustands war unausweichlich, ebenso die Diagnose »Aids«. Patienten aus dieser Zeit prägten mit ausgemergelten Gesichtern und Gliedmaßen und den berüchtigten Kaposi-Sarkomen, einer Tumorart der Gefäße der Haut, das (Schreckens-)Bild von Aids. Filme, wie »Philadelphia« mit Tom Hanks, oder die Plakat-Kampagne der Firma »Benetton«, die die Darstellung eines Aids-Kranken in den öffentlichen Raum einbrachte, trugen zu einer massenmedialen Verbreitung dieses Bildes bei.

Heute stellt HIV dank der Behandlungsmöglichkeiten – zumindest in Deutschland – keine akute Todesbedrohung für die Infizierten mehr dar. Ihre durchschnittliche Lebenserwartung ist deutlich angestiegen, manche Experten gehen sogar davon aus, dass diese sich nicht mehr stark von der Lebenserwartung Nicht-Infizierter unterscheidet. Auch die Lebensqualität ist deutlich gestiegen. PLWHA, wie eine weitere englische Abkürzung Menschen bezeichnet, die mit HIV und Aids leben (People Living With HIV and Aids), können heute durchaus ein weitgehend normales Leben führen. HIV hat sich zu einer chronischen Erkrankung gewandelt, die ähnlich wie Diabetes durchaus lebbar ist. Das Bild von HIV und Aids hat sich damit deutlich gewandelt: Im Gegensatz zu jenem »alten Aids« spricht man heute manchmal vom »neuen Aids« oder »neuen HIV«, dessen Bild nicht zuletzt durch die gesunden, hoffnungsvoll in die Zukunft blickenden jungen HIV-Infizierten geprägt wird, die sich in den Anzeigen der Pharmaunternehmen finden.

Wie wirken die Medikamente gegen die HIV-Infektion?

Ein erstes Medikament zur Behandlung der HIV-Infektion wurde 1987 in den USA zugelassen. Zidovudin – bekannt geworden unter seiner Abkürzung AZT – war für Wissenschaftler, Ärztinnen und Ärzte sowie Patienten mit der großen Hoffnung verbunden, endlich eine Waffe gegen die Krankheit gefunden zu haben, der man bisher machtlos gegenüberstand. Aus verschiedenen Gründen musste diese Hoffnung aber bald revidiert werden. AZT musste in hohen Dosen verabreicht werden, um die Vermehrung des Virus zu stoppen; in diesen hohen Dosierungen wurden die Nebenwirkungen des Medikaments jedoch zu einem großen Problem für die Behandelten. Häufigste Nebenwirkungen waren Kopfschmerzen, Übelkeit, Erbrechen, Appetitlosigkeit, Bauchschmerzen und Fieber, aber auch medizinisch weitaus dramatischere Begleiterscheinungen traten auf, wie Blutarmut oder eine Verminderung der Anzahl an weißen Blutzellen. Die Lebensqualität wurde dadurch stark eingeschränkt. Oft brachen Patienten die Therapie aufgrund der schweren Belastungen durch die Nebenwirkungen ab oder reduzierten die Dosierungen von AZT. Dadurch entwickelte das Virus schnell Resistenzen gegen das Medikament. Zum großen Leidwesen der Forschenden, die sich mit der Entwicklung von HIV-Medikamenten befassen, entpuppte sich das HI-Virus als enorm wandlungsfähig und konnte sich so den Angriffen der Medikamente immer wieder entziehen.

Die Verträglichkeit und die Gefahr der Resistenzentwicklung blieben die größten Herausforderungen bei der Entwicklung einer Therapie der HIV-Infektion. Im Laufe der Jahre wurden verschiedene neue antiretrovirale Medikamente entwickelt, die insgesamt drei verschiedenen Wirkstoffklassen angehören. Mitte der 1990er-Jahre kombinierte man dann Medikamente verschiedener Wirkstoffklassen, und genau darauf basiert das Prinzip der HAART. Die in der Behandlung der HIV-Infektion gebündelten Medikamente verfolgen alle dasselbe Ziel, nämlich die Vermehrung des Virus zu unterdrücken, setzen dabei aber an unterschiedlichen Stellen des Vermehrungszyklus an. Dadurch wurde die Gefahr einer Resistenzbildung deutlich verringert, da die Vermehrung des Virus effektiver verhindert wird. Die Konzentration des Virus im Körper sinkt immer stärker, bis sie nicht mehr nachgewiesen werden kann. Das Virus verschwindet aber nicht völlig aus dem Körper, sondern überlebt in bestimmten Reservoirs. Die vollständige Vertreibung des Virus aus dem Körper, also eine tatsächliche Heilung der HIV-Infektion, bleibt jedoch weiterhin der Traum der Wissenschaftlerinnen und Wissenschaftler und die Hoffnung der Betroffenen.

Die neuen Kombinationstherapien stellten für die Patientinnen und Patienten auch dadurch eine große Entlastung dar, dass sie nebenwirkungsärmer als die Einfachtherapie mit AZT waren. Als dann noch die bekannten Substanzen weiter entwickelt und neue Medikamente eingeführt wurden, nahmen die unerwünschten Wirkungen der Therapie weiter ab und die Einnahme wurde unkomplizierter. Statt wie früher mehrmals täglich ganz präzise zu bestimmten Zeiten ein halbes oder ganzes Dutzend Tabletten einnehmen zu müssen, gibt es mittlerweile die Möglichkeit einer einzigen Pille am Tag. Die Kombinationstherapie wird von den meisten Patienten mittlerweile gut vertragen und führt nur zu geringe Einbußen an Lebensqualität im Alltag. Von dieser Regel gibt es natürlich auch Abweichungen. Viele Patienten berichten über vorübergehende Nebenwirkungen der Medikamente vor allem zu Beginn der Therapie. Einige leiden auch unter schwerwiegenden Nebenwirkungen. Dies kann zum Beispiel der Fall sein, wenn Resistenzen gegen besser verträgliche Medikamente bestehen und ein Wechsel zu einer nebenwirkungsärmeren Kombinationstherapie nicht mehr möglich ist. Sorge haben die meisten Betroffenen wegen möglicher Langzeitnebenwirkungen, über die noch wenig bekannt ist, weil die Medikamente ja noch relativ neu sind. Eine besondere Rolle spielt hier die Lipodystrophie. Darunter versteht man Fettverteilungsstörungen, die sich zum einen in einer Zunahme von Körperfett an Bauch und Nacken (Stiernacken) und zum anderen in einem Verlust an Körperfett im Gesicht und an den Extremitäten äußern. Gerade der Verlust an Unterhautfett im Gesicht wird sehr gefürchtet, denn dadurch bekommt man ein ausgemergeltes Gesicht, und dies steht ja im öffentlichen Bewusstsein bereits für die HIV-Infektion bzw. Aids. Die Betroffenen können so die Kontrolle darüber verlieren, wem sie von ihrer Infektion erzählen und wem nicht. Neben den Fettverteilungsstörungen bereiten den Behandelten vor allem eine potenzielle Schädigung der Leber wie auch der Nieren Sorgen. (Zu möglichen Folgen und Nebenwirkungen der HAART siehe beispielsweise die für Patienten zum Thema Fettverteilungsstörungen/Lipodystrophie geschriebene Broschüre oder die medizinischen Fachbeiträge in HIV.net. Auf beide wird im Anhang dieses Buches verwiesen.)

All diese Ängste machen den Beginn einer Kombinationstherapie für die meisten Patienten zu einem oftmals stark gefürchteten Einschnitt. Die Tatsache, dass die Einnahme lebenslang erfolgen muss und die regelmäßige Einnahme von starken Medikamenten die Wahrnehmung der eigenen Person stark verändern kann, lädt die HAART symbolisch auf. So scheint die angesprochene Normalisierung von HIV und Aids mehr den medizinischen Fortschritt zu betreffen, die Patienten fühlen sich durch ihre Infektion aber weiter stark belastet und gefordert.

Welche psychosozialen Belastungen bringt die Krankheit mit sich?

Dass Menschen mit HIV und Aids psychisch besonders belastet sind, zeigt sich auch in der starken Verbreitung von Depressionen und Ängsten in dieser Gruppe. Verschiedene Studien konnten zeigen, dass diese seelischen Störungen unter HIV-Infizierten deutlich häufiger vorkommen als bei HIV-negativen Personen. Dasselbe gilt auch für problematischen Konsum von Alkohol und Drogen, der oft eine Form der Selbstbehandlung von psychischen Problemen darstellt. Dabei leiden die Betroffenen nicht nur unter akuten oder befürchteten künftigen Medikamentenwirkungen, sie haben auch Angst vor einer Verschlechterung ihres Gesundheitszustands oder gar einem Therapieversagen. Die größte Belastung, mit der sie konfrontiert sind, ist allerdings das Stigma, das mit dieser Erkrankung verbunden ist.

HIV ist nicht irgendeine Erkrankung. Sie verläuft tödlich und ist unheilbar, sie ist ansteckend und betrifft vor allem gesellschaftliche Gruppen, die bereits Diskriminierungen unterliegen, wie schwule Männer, Drogenabhängige, Prostituierte oder Schwarze. Das alles führt dazu, dass auch HIV-Infizierte vielfachen Diskriminierungen und Stigmatisierungen unterliegen. Viele Nicht-Infizierte meiden den Kontakt mit HIV-Positiven aus Angst vor

Ansteckung oder aus einer grundsätzlichen Ablehnung von HIV-Positiven, die sie als moralisch verwerflich wahrnehmen. Derartige Diskriminierungen können sich in etwas eher Subtilem wie einem verweigerten Händedruck ausdrücken. Sie können aber auch zu existenziellen Bedrohungen werden, wenn jemand etwa aus seiner Arbeitsstelle gedrängt wird. HIV-Infizierte müssen ständige Zurückweisung fürchten, nicht nur von Fremden, sondern auch im Kollegen- oder Freundeskreis, von Familienmitgliedern oder Partnerinnen und Partnern. Die Geschichten der Positiven im Hauptteil des Buches zeigen vielerlei Beispiele für Zurückweisungen aller Art. So ist es nicht verwunderlich, dass sich Betroffene zurückziehen und unter sozialer Isolation und Einsamkeit leiden.

Zum ständigen Begleiter wird die Frage: »Wem sag ich's und wem sag ich's nicht?« In der Fachliteratur wird im Hinblick auf die Offenbarung der Krankheit anderen gegenüber von *Disclosure* gesprochen. Das Ausmaß des Disclosure gegenüber der Umwelt des oder der Infizierten hängt von vielen Faktoren ab: Ängstlichkeit mag einer sein, eigene Schuldgefühle hinsichtlich der Infektion ein anderer. Wie selbstbewusst man mit der eigenen Infektion umgeht, hat aber auch mit den Erfahrungen zu tun, die man bisher mit dem Disclosure gemacht hat. Die im nächsten Kapitel folgenden Lebensberichte zeigen, wie unterschiedlich die erzählenden Personen diese Herausforderung angehen, aber wie sehr sich die Fragen und Ängste, die damit verbunden sind, dennoch gleichen. Als heikel wird vor allem der Umgang mit den Eltern empfunden. Zwar sprechen die wenigsten Betroffenen mit ihren Eltern über ihre Infektion, aber genau dieser Umstand beschäftigt sie auch in besonderem Maße.

Die Sexualität ist ein weiterer Lebensbereich, in dem Disclosure eine wichtige Rolle spielt. Weil HIV vor allem sexuell übertragen wird, können Infizierte durch Offenheit viel zum Schutz ihrer Intimpartner beitragen. Über den eigenen HIV-Status und den des Partners, über eventuelle Risiken und diesbezügliche Ängste miteinander zu sprechen, würde dem Infizierten zudem die alleinige Bürde der Verantwortung abnehmen und ihm eine angstfreiere Ausübung der Sexualität ermöglichen. Denn das Virus nicht an andere weiterzugeben, stellt eine der größten Sorgen der meisten Infizierten dar. Einer befreienden Offenlegung steht allerdings die Angst vor der Reaktion des Gegenübers entgegen. Aus Furcht vor Zurückweisung und schlimmeren Konsequenzen verschweigen Betroffene zumal bei Gelegenheitskontakten ihre Infektion oft. Aber auch in längeren Partnerschaften verschwindet die Furcht vor einer Infizierung des Partners niemals vollständig. Wie den Lebensberichten zu entnehmen ist, lösen nicht wenige der Infizierten dieses Problem damit, dass sie nur noch mit Partnern Sex haben, die ebenfalls HIV-positiv sind, oder indem sie phasenweise ganz auf Sex verzichten.

Eine im Jahr 2008 veröffentlichte wissenschaftliche Stellungnahme der Eidgenössischen Kommission für Aids-Fragen in der Schweiz (EKAF) könnte diese Angst, die Partnerin oder den Partner mit HIV anzustecken, in Zukunft deutlich vermindern. Aufgrund vorliegender medizinischer Studien kommen die Kommissionsmitglieder zu dem Schluss, dass Menschen, die eine »wirksame Therapie« erhalten, deren Viruslast also durch die HAART unterhalb der Nachweisgrenze ist, sexuell nicht mehr infektiös sind. Folgt man den Ausführungen, bedeutet dies, dass Positive unter HAART – unter bestimmten Bedingungen, die in der Stellungnahme definiert sind – so gut wie kein Risiko mehr eingehen, das Virus zu übertragen. Dies ist erklärbar durch die Wirkung der Medikamente, die das HI-Virus in den meisten Körperflüssigkeiten weitgehend unterdrücken. Damit leistet die EKAF-Stellungnahme einen wichtigen Beitrag zur Entstigmatisierung der Infizierten, die immer noch mit der unkontrollierbaren Weitergabe einer todbringenden Krankheit in Verbindung gebracht werden.

Der Aspekt der Stigmatisierung, unter der HIV-Infizierte leiden, ist ganz wesentlich für ein Verständnis der Infektion und des Umgangs mit ihr. Er betrifft die Zuweisung von Schuld und Scham, die moralische Verurteilung der Infizierten. Überzeugungen, dass Menschen mit HIV und Aids selbst an ihrer Infektion schuld seien, dass sie sich schämen sollten und dass Aids eine Strafe für unmoralisches Verhalten sei, sind weit verbreitet, wie Umfragen ergeben haben. Unter Verweis auf eine Verantwortung der Betroffenen werden verschiedene Gruppen von HIV-Infizierten abhängig vom Übertragungsweg konstruiert: zum einen die »Unschuldigen«, die bei der Geburt infiziert wurden oder bei einer Bluttransfusion, zum anderen die »Schuldigen«, die sich beim Sex oder Drogenkonsum angesteckt haben. Viele HIV-Positive haben diese moralischen Verurteilungen angenommen und verinnerlicht, man spricht in diesem Fall von Selbststigmatisierung. Sie fühlen sich schuldig und verantwortlich und haben Probleme, ihre Infektion zu akzeptieren. Ein selbstbewusster Umgang mit der Krankheit, eine Bewältigung kann auf diese Weise aber nur schwer gelingen, wie im abschließenden Kapitel des Buches noch ausführlicher thematisiert wird.

Zu diesen Problemen aufgrund von HIV-bezogener Stigmatisierung und Diskriminierung kommen weitere Herausforderungen.

Viele Menschen mit HIV und Aids leiden unter finanziellen Problemen. Oft reicht schon die erschreckende Diagnose, um einen aus dem Arbeitsleben zu katapultieren. Im späteren Verlauf der Infektion kommen womöglich gesundheitliche Einschränkungen hinzu, die das Ausüben eines Berufes zum Teil unmöglich machen. Diese gesundheitlichen Einschränkungen müssen nicht unbedingt immer körperlicher Natur sein, auch psychische Probleme, die mit der Infektion in Zusammenhang stehen, können eine regelmäßige Erwerbstätigkeit erschweren. Einige HIV-Infizierte haben sich darüber hinaus bereits im Rahmen einer Frühverrentung aus dem Arbeitsleben zurückgezogen. Insofern ist es bemerkenswert, dass – einer neueren Berechnung der Deutschen AIDS-Hilfe zufolge – fast zwei Drittel der Infizierten in Deutschland in einem Beschäftigungsverhältnis stehen. Damit wäre durchschnittlich unter 1 000 Beschäftigten je ein Mensch mit einer HIV-Infektion. Die fast rhetorische Frage in der entsprechenden Pressemitteilung macht die starke Tabuisierung von HIV und Aids gerade auch im Berufsleben deutlich: »Doch wer kennt einen positiven Kollegen oder eine positive Kollegin?«

Die Hauptbetroffenengruppen unterscheiden sich jedoch zum Teil deutlich hinsichtlich ihrer Belastungen und Probleme. Im Gegensatz zur größten Betroffenengruppe der schwulen Männer weisen Menschen, die sich über intravenösen Drogengebrauch infiziert haben, einen wesentlich schlechteren Gesundheitszustand auf. Dies ist zum einen durch ihren oft jahrelangen Drogenkonsum selbst bedingt, zum anderen liegen oftmals auch weitere Erkrankungen vor, wie die Leberinfektion Hepatitis. Ein weiteres Problem dieser Gruppe ist der oft erschwerte Zugang zum medizinischen Versorgungssystem, sodass die Behandlung zu spät oder nicht kontinuierlich erfolgt. Schwierigkeiten mit der regelmäßigen Tabletteneinnahme kommen hinzu. Auch finanziell stehen diese Betroffenen schlechter da als z. B. HIV-positive schwule Männer. Infizierte Frauen wiederum haben vor allem mit deutlich mehr Diskriminierungen und Stigmatisierungen zu kämpfen. Diese treffen sie zudem besonders hart, weil sie sich oft ganz allein ihrem Schicksal stellen müssen. HIV-infizierten Frauen fehlt eine Community, auch Hilfsangebote richten sich deutlich seltener an diese Gruppe als an schwule HIV-Positive. So fällt die Unterstützung durch die eigene Gruppe weg, das Erleben von Verständnis und Akzeptanz durch gleichfalls »Betroffene« fehlt. Da ist es dann schwierig, einen selbstbewussten Umgang mit der Erkrankung und ein positives Selbstbild als HIV-Infizierte zu entwickeln. Prostituierte und Migrantinnen sind von der Stigmatisierung noch einmal in besonderer Weise betroffen, die oftmals prekäre finanzielle Situation dieser Frauen kommt hier noch erschwerend hinzu.

Erfahrungen:
HIV-Positive erzählen von ihrem Leben mit der Infektion

KEVIN:

Ich werde an was anderem sterben

Kevin ist 30 Jahre alt und lebt als Angestellter eines Callcenters in einer süddeutschen Großstadt. Der Kontakt zu Kevin wurde über einen gemeinsamen Bekannten hergestellt und fand bei ihm zu Hause statt. Im Gespräch macht er einen sehr offenen Eindruck, er ist sehr kommunikationsfreudig, unterstreicht die ausführlichen Erzählungen oftmals gestenreich. Das insgesamt fast vierstündige Interview wird dabei immer wieder durch seinen Hund unterbrochen, der während des Gesprächs anwesend ist. Sein Vater ist Deutscher, seine Mutter Türkin. Er selbst ist in Deutschland geboren und aufgewachsen. Aufgrund eines schwierigen Coming-out als Schwuler war das Verhältnis zu seinen Eltern kompliziert. Er erzählt, dass er bereits mit 16 Jahren ausgezogen sei, da er sich von ihnen körperlich bedroht gefühlt habe, als sie herausgefunden hatten, dass er schwul sei.

Ich habe am 3. Januar 2005 erfahren, dass ich positiv bin, aber gefühlsmäßig wusste ich es seit Mitte 2004. Meine Ärztin hat mir gesagt, dass es eine sehr frische Infektion ist, weil ich eine sehr hohe Viruslast hatte, als sie mich getestet haben. Eigentlich habe ich mich total normal gefühlt. Ich hatte halt immer nur so ..., irgendwas war anders. Ich habe mich zwar nicht schlecht gefühlt, aber irgendwas war anders. Ich kann's nicht beschreiben, keine Ahnung, vielleicht ist das eine Intuition, aber ich wusste es. Und ich hatte mich schon psychisch darauf eingestellt. Ich bin eher der Mensch: Immer das Schlimmste erwarten und das Beste hoffen.

Und deswegen bin ich jetzt nicht zusammengebrochen. Meine Ärztin hat gesagt: Jetzt keine unüberlegten Entscheidungen treffen, ... Konto plündern oder von der Brücke springen. Aber das ist nicht meine Natur. Nur, weil ich jetzt weiß, woran ich bin, heißt das noch lange nicht, dass ich jetzt Halligalli mache und aus dem Fenster springe. Dafür lebe ich einfach viel zu gern. Ich bin ein Genussmensch und ich hab nur dieses eine Leben, und wenn das Leben halt verkürzt ist, na ja, dann genieße ich es halt ein bisschen mehr. Wobei ich ja von Natur aus eher ein Optimist bin. Ich will nicht mal sagen, ich glaube, sondern ich bin mir ziemlich sicher, dass ich daran nicht sterben werde. Ich werde an was anderem sterben, vielleicht vom Blitz erschlagen werden, aber daran werde ich nicht sterben. Und deswegen lasse ich mich da auch nicht so aus der Ruhe bringen.

Den Test habe ich eine Woche vor Weihnachten gemacht. Am 26.12.2004 war doch diese Tsunami-Katastrophe. Kurz davor wurde mir Blut abgenommen. Und danach war ja die Praxis geschlossen, und am 3. Januar habe ich dann das Ergebnis mitgeteilt bekommen. Ich weiß gar nicht mehr, was der Anlass war, den Test machen zu lassen. Die Frage hat mir noch gar keiner gestellt. Ich weiß es gar nicht. Mein Exfreund war zweimal der Grund dafür, er hat mich immer zum Arzt mitgeschleppt. Das war 2002 und 2003 und da war ich negativ. Aber dann war ich auch nicht mehr mit ihm zusammen. Ich weiß nicht, ob's dieses innere Unruhegefühl gewesen ist. Aber es hat mich niemand dazu irgendwie animiert. Da bin ich mir sicher. Und mich hat's auch nicht wirklich umgehauen, wie gesagt. Die Ärztin kam mit einem ganz bedröppelten Gesicht in den Warteraum, und ich wusste es ja schon vorher. Sie hat mir also nichts erzählt, was mich irgendwie hätte schockieren können. Ich habe mich die zwei Wochen, bevor das Ergebnis kam, so psychisch drauf eingestellt: Gehe mal davon aus, dass es so ist. Und das habe ich dann auch.

Es gibt viele Leute, ist mir aufgefallen, die haben nur ein Thema im Kopf, die haben nur die Krankheit im Kopf, nur. Den meisten geht's nicht mal schlecht. Wenn man sich aber permanent und ständig damit beschäftigt, kein Wunder, dass es einem dann irgendwann auch schlecht geht. Man kann sich Sachen auch wirklich schlecht reden. Und ich bin der Meinung, die Psyche hat enormen Einfluss auf das körperliche Wohlbefinden. Und wenn man sich psychisch wirklich verrückt macht und die ganze Zeit immer und immer wieder sagt: Oh, ich werd bald sterben, ich werd bald sterben, oder: Mir wird's bald schlecht gehen, dann wird's einem bald schlecht gehen. Deswegen halt ich mich auch fern von solchen Leuten, ich muss mich nicht runterziehen lassen, es gibt genug Sachen, die mich auch so runterziehen. Ich kann damit leben, ich kann auch damit umgehen, aber es muss nicht permanent im Vordergrund stehen. Es gibt andere Sachen, die für mich wichtiger sind. Meine Freunde sind wichtig, meine Familie. Ich bin froh, dass ich eine Familie habe, ist ja heutzutage nicht mehr selbstverständlich. Und mein Hund.

Meine Familie weiß nicht, dass ich positiv bin, ich denke mal, nicht. Mein Vater, denke ich, könnte damit noch umgehen, aber meine Mutter nicht. Ich bin zur Hälfte Türke, meine Mutter ist Türkin. Und sie hatte schon enorm damit zu kämpfen, dass sie rausgefunden haben vor sechs Jahren, dass ich schwul bin. Und meine Mutter ist auch herzkrank und sechzig Jahre alt und ist halt nicht mehr die Jüngste, und ich denke, sie würde das nicht verkraften. Deswegen glaube ich nicht, dass ich ihr das mitteilen werde. Es sei denn, es wird sich irgendwann nicht vermeiden lassen aus irgendwelchen Gründen. Aber sonst werde ich es ihr nicht erzählen. Ich will es ihr einfach körperlich und psychisch nicht zumuten, weil ich weiß, sie würde daran kaputtgehen. Sie hat zwar noch einen Sohn. Das hört sich so makaber an: Sie hat zwar noch einen Sohn. Aber ich weiß, dass sie daran kaputtgehen würde. Und ich will einfach nicht, dass sie die letzten zehn, zwanzig Jahre oder dreißig Jahre – ich hoffe ja, sie lebt so lange wie möglich –, die sie noch auf Erden hat, sich quält mit dem Vorwurf. Meine Mutter hat manchmal noch das Denken: Was hab ich falsch gemacht? Dass sie sich das dann auch noch vorwerfen würde, das will ich einfach nicht. Ich will einfach, dass sie ganz normal ihr Leben lebt. Deswegen müssen die das nicht wissen.

Ich glaube auch nicht, dass sie das richtig verstehen würden. Also zumindest meine Mutter würde es nicht richtig verstehen. Sie hat, wie gesagt, lange Zeit darum gekämpft, es überhaupt zu akzeptieren bzw. zu tolerieren, dass ich schwul bin. Sie hat früher das Schwulsein immer mit kriminell und Drogen nehmen und am Rand der Gesellschaft leben und so assoziiert. Die würden die Fehler bei sich suchen. Das ist das Problem. Die würden denken: Was hab ich falsch gemacht? Dabei haben sie nichts falsch gemacht, das war nur meine Entscheidung. Die lagen in dem Moment, als ich mich angesteckt habe, nicht mit demjenigen im Bett, oder was weiß ich.

Seit ich positiv bin, hab ich öfters meinem Vater mal gesagt, ich würde gerne mal eine Sterbeversicherung abschließen. Weil die auch darüber nachgedacht hatten, eine abzuschließen, damit nicht, falls mein Vater stirbt, Kosten auf meine Mutter zukommen oder andersrum. Ich wollte es einfach vorher geklärt haben, und ich hab das jetzt drei- oder viermal angesprochen. Irgendwo habe ich auch noch das Formular, ich habe das schon alles ausgefüllt. Ist auch nicht so teuer, das kostet vier oder fünf Euro im Monat. Und das geht. Und da wird halt garantiert, dass, wenn ich dann mal irgendwann das Zeitliche gesegnet habe, dass ich begraben werde. Und immer, wenn ich das gesagt habe, dann ist meine Mutter fast in Tränen ausgebrochen: »Ach, rede nicht davon!« Und: »Ich will es nicht hören!« Ich sage: »Mama, ich hab damit nicht so ein …, ich hab da nicht so ein distanziertes Verhältnis, das passiert nun mal, früher oder später wird es passieren.« – »Ja, aber du bist noch jung.« Und ich sage: »Mama, der Tod gehört nun mal dazu.« Ich sehe das halt nicht so schlimm. Ich will jetzt nicht behaupten, dass ich nicht irgendwann auch mal Bammel und Arschflattern bekomme. Ich wär ein Lügner, wenn ich sagen würde: Ich hab keine Angst. Aber ich hab jetzt nicht so eine Angst, dass ich permanent daran denke.

Ich denke nicht permanent darüber nach, nur weil ich jetzt positiv bin. Das würde mich wahnsinnig machen, und dann würde ich auch keine Zeit mehr für Sachen haben, die mir wichtig sind. Ich bin eher ein lebensfroher Mensch. Klar, ich hab auch mal meine schlechten Phasen, wo ich zusammensacke und mich frage: Was mache ich hier eigentlich noch? Aber die dominieren nicht mein Denken. Das war vorher auch so, bevor ich mich angesteckt habe. Ich hatte auch mit Positiven Sex und dabei ein Gummi benutzt. Ich hatte nicht diese distanzierte Haltung: Ich darf ihm jetzt nicht die Hand geben oder ich darf ihn nicht küssen oder so. Das war halt eine Krankheit, mit der man sich anstecken konnte, aber das war's dann auch.

Nach der Diagnose hatte ich erst mal eine Zeit lang überhaupt keinen Sex. Also am 3. Januar 2005 hatte ich es erfahren und ich glaube, ich hatte erst wieder im April Sex. Nicht, dass ich jetzt nicht Lust gehabt hätte, sondern ich hatte einfach echt Schiss, ich steck irgendjemanden an. Ich kann zwar damit umgehen, dass mich jemand angesteckt hat, aber ich könnte psychisch, glaube ich, nicht damit umgehen, wenn ich jemanden angesteckt hätte, und der würde das nicht wissen. Und ich weiß nicht, ob ich den Mut hätte, ihm das dann auch zu sagen. Es könnte ja auch rechtliche Folgen für mich haben. Und allein, um das zu vermeiden, bin ich da schon relativ vorsichtig. Ich muss auch »relativ« sagen. Ich bin jetzt nicht ständig unterwegs, um meinen Trieb zu befriedigen. Alle drei, vier Wochen kommt das mal vor, und das ist dann wirklich auch meistens mit Leuten, die ich schon länger kenne. Und diese Leute sind alle positiv. Ich lerne halt Leute kennen, die von Anfang an gesagt hatten, sie sind positiv, bei denen das auch in ihrem Internetprofil stand. Da bin ich wesentlich unbefangener. Und mit denen habe ich auch darüber geredet: Was ist mit Medikamenteneinnahme? Oder Resistenzen entwickeln und so was, Virusstammvermischung und solches Zeugs.

Ich bin der Meinung, nur weil beide positiv sind, heißt es noch lange nicht, dass man einen Freifahrtschein hat. Auch Positive können sich immer und immer wieder anstecken, und der Virus kann mutieren und sonst was (→ *Superinfektion*). In Europa ist es zwar eher unwahrscheinlich, aber theoretisch kann alles passieren. Und deswegen war's mir schon wichtig, auch irgendwann mal darüber zu reden, aber jetzt nicht permanent darüber zu reden. Das belastet mich irgendwie im Kopf und dann kann ich nicht mehr entspannen. Ich verdränge es jetzt nicht ganz aus meinem Leben, so bin ich auch nicht. Ich setz mich schon damit auseinander, aber das dominiert jetzt nicht meine Gedankenwelt. Aber ich kenne viele, bei denen das so ist. Und ich kann nicht lange mit denen Zeit verbringen. Das zieht mich wirklich runter, das zieht mich runter. Und ich möchte nicht schlecht gelaunt und traurig gelaunt zu Hause rumhocken. Ich möchte die Zeit, die ich noch habe, genießen.

Ich muss zugeben, ich lebe jetzt viel, viel bewusster. Es ist schade, dass ich davor das Leben nicht so geschätzt habe, weil es ja einfach selbstverständlich war. Aber jetzt, wo ich weiß, meine Zeit ist etwas verkürzt worden, lebe ich schon etwas bewusster. Wenn ich rausgehe, achte ich auf einige Sachen viel intensiver, als ich das früher gemacht hätte. Wie zum Beispiel läuft jemand, was für Schuhe trägt jemand? Oder worauf ich eben besonders geachtet habe, jetzt im Frühling, war das, als die ganz kleinen Pflänzchen rauskamen, die sonst keiner wirklich wahrnimmt. Dann lief ich diesmal besonders langsam vorbei und hab mir die angeguckt, und da freu ich mich an solchen Sachen, die ich vorher überhaupt nicht wahrgenommen habe. Sachen, die mir vorher unwichtig schienen, die sind jetzt auf einmal für mich wichtig.

Ich hab zum Beispiel seit zwei Jahren darum gebettelt, endlich mal Familienfotos zu haben. Ich hab mir immer gesagt: Was mach ich, wenn einer von denen vorzeitig stirbt, und ich hab kein Foto von dem? Oder was machen die, wenn ich vorzeitig sterbe, und die haben kein Foto von mir? Ich hab zwei Jahre lang betteln müssen: Lasst uns bitte ein Foto machen. Und jetzt steht das Foto da. Und das steht ganz bewusst dort, weil ich immer da dran erinnert werden möchte, dass ich eine Familie habe. Viele in meinem Umfeld haben keine Familie. Das ist nicht immer so selbstverständlich, und ich bin darauf auch ein Stück weit stolz. Und das genieße ich auch viel mehr als früher. Und ich muss auch sagen, ich respektiere meine Eltern mittlerweile auch viel, viel stärker als früher. Und ich kann jetzt auch nachvollziehen, warum mein Vater, auch wenn's manchmal nervig ist, in regelmäßigen Abständen immer hier anruft und fragt, wie es mir geht. Ich hab's am Anfang immer als sehr lästig empfunden. Aber im Laufe der Zeit und vor allem, seit ich positiv bin, hab ich gemerkt, dass es mir schon irgendwo wichtig ist, dass man mich anruft. Ich will nicht, dass hier ein, zwei Wochen nach meinem Tod mein Hund anfängt mich anzunagen, weil's nichts mehr zu fressen gibt. Und plötzlich kommen meine Eltern hier rein und sehen das. Weißt du, das will ich nicht. Deswegen ist regelmäßiger Kontakt wichtig und dass meine Leute wissen, wo ich bin, was ich mache und so dergleichen. Ich nehm halt auch Sachen wahr, die mir früher völlig unwichtig gewesen sind, die mir vielleicht früher auch hätten wichtig sein sollen, aber es nicht gewesen sind. Zum Beispiel auch mal Verständnis dafür aufbringen, wenn einer mal nicht Party feiern möchte. Ja, heute verstehe ich das schon etwas mehr. Ich mache auch viel mehr für mich selber. Ich kann recht gut kochen, das habe ich von meiner Mutter gelernt, aber ich hab mir früher nie selber was zu essen gemacht. Ich hab mir immer gedacht: Wozu? Warum soll ich? Und mittlerweile mache ich das wirklich mindestens einmal in der Woche, da koche ich was für mich. Und immer irgendwas anderes. Ich will die Zeit, die ich habe, genießen und ich mach das für mich, ich mache das für niemand anderen. Ich koche auch für jemand anderen, aber in erster Linie mache ich das für mich. Was noch? Ich nehm mir auch mal eine Auszeit, wo ich einfach mal Sendepause habe, mit niemandem reden möchte und niemanden sehen möchte und dann aber um Verständnis dafür bitte. Ich brauch Zeit für mich. Meinen Seelenfrieden möchte ich irgendwie wieder hinbekommen, ich bin manchmal ziemlich unruhig, dann will ich nur Zeit mit meinem Hund verbringen, und das war's. Mein Hund ist ja auch ein Scheidungskind, er ist ja zu dem Zeitpunkt zu mir gekommen, als mein Freund und ich uns getrennt hatten. Und ich muss wirklich feststellen, er tut meiner Seele ungeheuer gut; einfach zu wissen, da schwirrt irgendwas in der Wohnung rum. Und er ist immer da. Ich wünsche mir, dass sich die Ziele, die ich mir gesteckt habe, in den nächsten paar Monaten endlich mal realisieren lassen und dass ich noch lange fit bleibe. Ich tue ja auch einiges dafür. Wie gesagt, ich beweg mich so viel wie möglich, also allein schon wegen meinem Hund hier. Ich versuche, alles Schlechte irgendwie von mir fernzuhalten, ich breche auch definitiv immer gleich den Kontakt zu jemandem ab, wenn der der Meinung ist, er müsste mir meine Laune verderben. Brauche ich nicht. Sage ich auch sofort, brauche ich nicht in meinem Umfeld.

Ich möchte nicht dahinvegetieren. Ich sag ja: Für meinen Teil weiß ich, dass ich nicht daran sterben werde. Ich werde auf irgendeine andere Art sterben, ich werd nicht daran sterben, das weiß ich. Aber ich möchte nicht so dahinvegetieren. Die meisten Leute wissen gar nicht, wie es auf einer Station, wo HIV-Patienten sind oder Aidskranke, bei denen es ausgebrochen ist, aussieht. Ich hab mir vorgenommen, dass ich diese Sterbeversicherung abschließe, und ich werde auch eine Patientenverfügung abschließen, wo drauf steht, dass ich keine lebenserhaltenden Maßnahmen möchte. Das ist Vegetieren, das ist nicht jemandem das Leben Verlängern, sondern das ist einfach nur Quälen. Und ich möchte halt nicht so abgehen. Ich hab mir mal im Traum vorgestellt, dass ich, wenn's bei mir ausgebrochen ist, in die USA fliege, weil, einmal in meinem Leben möchte ich das noch machen. Und ich möchte in New York mal aufs Empire-State-Building rauf, und dann werde ich da über die Brüstung klettern und dann denke ich mal, vorher werde ich natürlich völlig breit sein, weiß ich nicht, Pilze, alle möglichen Pilze und LSD fressen. Und denken, dass ich fliegen kann, und dann springe ich da runter. Ja. Das habe ich aber nur geträumt. Aber ich könnte mir so was mal vorstellen. Die Sonne müsste gerade untergehen, das Empire ist ja auch fast vierhundert Meter hoch. Und dann, ja, dann fliege ich mit Sicherheit noch ein paar Sekunden.

CHRISTINE:

Bist Du Prostituierte oder was?

Christine ist 45 Jahre alt und lebt als alleinerziehende Mutter in einer mitteldeutschen Großstadt. Sie hat eine kleine Tochter mit einem zwanzig Jahre jüngeren Mann, zu dem sie jedoch seit mehr als zwei Jahren keinen Kontakt mehr hat. Aus einer mittlerweile geschiedenen Ehe mit einem anderen Mann hat sie einen Sohn. Ihre HIV-Diagnose und die ihrer Tochter erhielt sie kurz nach der Scheidung. Vor der Diagnose war sie als Angestellte im Service-Bereich tätig. Das Interview findet in einer Beratungsstelle für Frauen statt, über die auch der Kontakt zustande gekommen ist. Christine macht einen zielbewussten, sehr aktiven Eindruck. Zu dem Interview motiviert habe sie ihre Wut, sagt sie, dass so viele Menschen so wenig über die Krankheit wüssten. So müsse sie oft mit Vorurteilen kämpfen, die das eh schon komplizierte Leben mit HIV noch erschwerten.

Meine Tochter ist Anfang September 2007, kurz vor der Scheidung von meinem früheren Mann, geboren worden. Bei dem Gerichtstermin war sie auch schon erkältet, hat eine leichte Bronchitis gehabt. Aber der Richter hat sie sich noch angeschaut und gesagt: »Die schaut aber doch gut aus.« Und das hat mich irgendwie dann doch beruhigt. Und die Rechtsanwältin auch: »Ach ja, da geben Sie ein bisschen so Hustensäfte und das wird schon wieder.« Dann war sie nach dem Prozess, als wir dann mittags zu Hause waren, schon so schlapp, dass sie nicht mehr gestillt werden konnte. Ich habe sie zu diesem Zeitpunkt ja noch gestillt, weil, ich wusste das ja alles nicht. Dadurch wurde sie auch erst mit HIV infiziert. Sie konnte schon nicht mehr an der Brust trinken, war also zu schwach. So sind wir sofort zur Kinderärztin, die hat sie dann gleich in die Klinik eingewiesen. Das war der Wahnsinn, die war innerhalb von ganz, ganz kurzer Zeit, von einer Stunde auf die nächste, wirklich dehydriert. Ich habe ihr auch noch was zu trinken gegeben, das nutzte alles nichts.

Es ging ihr dann weiter schlecht, und nach drei Tagen in der Klinik fiel sie ins Koma, weil sie sich dort einen Lungenvirus zugezogen hat. Dieses → *PCP* ist ja ein Luftkeim, ein Lungenvirus. Und den hat sie sich auch noch eingefangen und der kam dann obendrauf auf die Bronchitis. Die Ärzte haben lange rum-experimentiert. Die haben sie erst mal auf Hirnhautentzündung untersucht, und da war nichts. Dann haben sie ihre Knochen angebohrt, weil sie gedacht haben, da ist was im Erbgut, haben Zellmaterial nach Heidelberg eingeschickt, Stoffwechselerkrankungen haben sie erst mal alle abgecheckt. Und zuletzt kam dann der Verdacht, es könnte auch ein Virus sein. Weil sie dann wirklich drei Wochen lang aus dem Koma nicht mehr erwacht ist und nicht mehr selbst geatmet hat. Da hat man mir auch kaum noch Hoffnung gemacht.

Und irgendwann mittendrin hieß es: Jetzt wissen sie den Grund. Sie haben auch gesagt: Es kann sein, dass sie den morgigen Tag nicht überlebt. Dann ist sie aber plötzlich doch wieder aufgewacht. Sie hat gekämpft um ihr kleines Leben. Mit einer Psychologin haben sie dann versucht, mir schonend beizubringen: Da ist eine HIV-Infektion, sie haben Antikörper gefunden.

Eine Woche später hatte ich meinen Befund. Man neigt dann immer noch so dazu, zu sagen: Ja, die haben ihr ja auch Bluttransfusionen gegeben, bin ich jetzt wirklich infiziert? Ich fühle mich gar nicht so. Bei der Untersuchung bei der Aidshilfe habe ich dann letztendlich die Wahrheit erfahren. Das ging ganz schnell. Also erst mal ist der Schnelltest gemacht worden, und da war schon abzusehen, dass er positiv ist. Aber die Viruslast und das Ganze erfährt man dann erst in einer Untersuchung, die eine Woche später erst das Ergebnis bringt.

Mein Frauenarzt hat in der Schwangerschaft leider keinen HIV-Test gemacht. Und auch ich habe nicht über einen Test nachgedacht. Ich habe nämlich gedacht: Der wird das schon alles durchuntersuchen, was notwendig ist für die Vorsorge, das macht der schon. Da hat man sich so sehr auf ihn verlassen, dass ich gar nicht gelesen habe in meinem Mutterpass, ob es denn tatsächlich so ist. Und hinterher hat man dann reingeschaut: Oh je. Da ist tatsächlich nichts untersucht worden, sonst hätte man gleich in der Schwangerschaft die antiretrovirale Therapie beginnen und vielleicht verhindern können, dass mein Kind sich infiziert.*

Meiner Tochter geht es jetzt soweit ganz gut. Die Viruslast ist auf 1 200, das habe ich gerade erfahren. Das letzte Mal waren es 1 600 und das variiert immer mal. Die ist jetzt zweieinhalb Jahre, ab drei gibt es dann schon ein besseres Mittel, das man dann noch zusätzlich einsetzen kann, und das wäre für mich schon ein Lichtblick. Die Forschung geht ja zum Glück weiter. Und ich habe ja dem Virus den Kampf angesagt. Da wusste ich noch nicht mal, dass es dieses Virus in uns gibt, und habe erstaunlicherweise so eine Woche vorher zu meiner Tochter den Spruch gesprochen – da war sie noch nicht aufgewacht –, habe gesagt: Wir schmeißen das Virus aus unserem Körper raus! Das ging bei mir ratzfatz, ich war in drei Monaten unterhalb der Nachweisgrenze. Bei mir waren es am Anfang 150000 Kopien und mein Immunsystem war auf drei Helferzellen gesunken, also gab es praktisch gar keins mehr. Jetzt habe ich so knapp über 200 Helferzellen schon aufgebaut in der ganzen Zeit, in den zwei Jahren, und meine Viruslast ist unter 20, und zwar konstant. Seit zwei Jahren jetzt konstant geblieben.

Was sich im Vergleich zu der Zeit vor der Infektion am meisten geändert hat? Dass man so viele Unterstellungen zu hören kriegt. Meine Schwägerin zum Beispiel hat mir eine Frage gestellt, die mich sehr verletzt hat. Die hat gesagt: »Mit wie vielen Männern hast du eigentlich geschlafen?« Denn man denkt ja an Homo-sexuelle, man denkt an Drogensüchtige, aber nicht an Heteros, die eigentlich nur einen Partner gehabt haben, der vielleicht einen Fehler gemacht hat, vorher mal, mit einer anderen, sich nicht geschützt hat und mich dann auch nicht geschützt hat. Und ich habe mich bei der Befruchtung infiziert. Normalerweise haben wir auch verhütet, da ist es halt einmal nicht gewesen und genau das war einmal zu viel. Das hat mich verwundert, dass man da gleich in eine Schublade reinkommt: Wie viele hast du? Bist du Prostituierte oder was ... Die haben das ja. Ein Normaler hat das ja gar nicht im Grunde. Das stört mich an der ganzen Geschichte. Also, da ist man gleich in einer Ecke mit Frauen, die vielleicht doch ihr Liebesleben nicht so genau nehmen. Bei Männern, da wird es durchaus toleriert. Bei der Frau, um Gottes Willen, die ist ja dann gleich schmutzig, die hat sich irgendwie dann nicht richtig verhalten. Aber wenn ich verhütet hätte, dann wäre meine Tochter nicht da. Ist auch wieder so die Überlegung (lacht).

Mit jedem Satz, den man ausspricht, wird einem etwas unterstellt. Wenn ich sage: »Mir geht es heute Morgen nicht so gut«, dann heißt es sofort: »HIV«. Das hat aber nicht unbedingt gleich was mit HIV zu tun. Eine halbe Stunde später, wenn ich meinen Kaffee kriege, meinen ersten Schluck hatte, dann kann man mit mir rechnen. Da bin ich da und da bin ich leistungsfähig. Ich brauche für alles ein bisschen länger, gebe ich zu, weil die Kraftreserven ein bisschen weniger sind. Und ich will nicht sagen, man bildet sich das ein. Nein. Man bildet sich das nicht ein. Ich glaube, es ist tatsächlich so. Aber ich habe immer gesagt: Ich schaffe alles. Was ich schaffen will, das schaffe ich. Ich habe immer alles geschafft, weil ich es schaffen wollte. Man kann damit leben, man kann damit umgehen. Der innere Wille ist, glaube ich, wichtiger, als immer zu sagen: Ach, ich bin zu schwach dazu. Ich höre gesunde Menschen jammern, dass sie keine Kraft mehr haben, und ich darf es nie sagen? Also das ist immer dann die Unterstellung. Wenn ich mal sage: Ich habe jetzt keine Kraft mehr, dann heißt es: »Ja klar, ist ja auch typisch, ist ja auch wegen HIV. Brauchst du Hilfen oder Sonstiges?« Und das glaube ich nicht, dass ich die Hilfen brauche. Da bin ich noch zu fit. Da fühle ich mich auch zu fit. Wenn ich es bräuchte, wäre ich die Erste, die es sagen würde.

Meine Tochter bekommt eine Frühförderung. Mein Denken war ja eigentlich: Mit der Frühförderung kann man ihr seelisch ein Stück weit helfen, weil sie ja allvierteljährlich zu der Untersuchung muss. Und da hat sie zu knabbern dran. Sie leidet seelisch darunter, dass sie immer wieder gepickt wird, weil es ihr auch sehr wehtut. Also man muss sagen: Mal hat es eine halbe Stunde gedauert, ihr das Blut abzunehmen, und letztes Mal zehn Minuten. Jetzt haben wir aber eine Lösung gefunden, dass es mit Tropfen schneller gehen würde und besser und schmerzfreier. Vielleicht hilft ihr das dann auch wieder. Aber ich wollte eigentlich eine psychische Begleitung haben. Und die missverstehen das ständig und unterstellen auch ständig, dass sie noch nicht geistig so weit ist und solche Dinge. Dabei ist sie überdurchschnittlich, sie ist schlau, wo man manchmal sagt: Wow, also für so ein kleines Kind ist das schon erstaunlich, dass sie Dinge miteinander verknüpft und verbindet, wo jemand anders gar nicht drüber nachdenkt oder wo man gar nicht so drauf kommt. Also, sie macht sich sehr viel Gedanken. Sie ist auch kein ängstliches Kind. Nur ist sie manchmal skeptisch gegenüber Fremden. Das ist ja gesund. Warum soll ich denn mit jedem Fremden gleich mitgehen als Kleinkind? Ich finde das gesund. Es ist ein gesundes Zeichen. Und die Leute von der Frühförderung kapieren einfach nicht, dass ich so genau auf sie aufpasse. Die Untersuchungen sind für sie zum Beispiel jedes Mal eine Tortur. Da ist sie dann zu müde und dann isst sie mir nichts. Und es ist alles immer ein Nachteil für sie: Wenn sie müde ist, isst sie nicht, dann nimmt sie ab, dann stimmen die Medikamentengaben nicht mehr.** Da passe ich eben sehr auf, dass das übereinstimmt. Und dann kommt: »Wieso? Das ist doch nicht so schlimm!« Die kapieren das einfach nicht. Natürlich ist das schlimm, wenn sie abnimmt. Sie leidet doch an einer auszehrenden Infektion. Dann sage ich: Nein, sie ist zwar kein krankes Kind, sie ist nicht erkrankt, aber sie hat doch einen Virus im Körper, das sie jederzeit begleitet. Deswegen darf man das doch nicht immer so runterspielen. Sie ist kein gesundes Kind, das man jetzt überfordern darf. Man darf niemals unterschätzen, dass die Medikamente ja auch Nebenwirkungen zeigen. Die machen auch manchmal müde. Ich sehe das an mir, da hat man manchmal so einen richtigen Blackout.

Es hat sich viel getan im Hinblick auf HIV, aber ich habe das Gefühl, es ist in der Bevölkerung noch nicht so angekommen. Es gibt auch nach wie vor noch diese ganzen Bilder in den Köpfen und das merke ich ganz speziell bei ihrer Frühförderstelle. Die haben Angst vor diesem Virus, das spüre ich richtig. Also die Spieltherapeutin, die da kommt, die spricht immer wieder solche Sätze aus, wie zum Beispiel mit der Kindergartensuche. Man sollte doch den Kindergarten informieren, dass sie an dem Virus erkrankt ist, weil, man muss ja die Menschen schützen davor, vor dem Virus. Und da habe ich gesagt: »Wieso schützen? Die sind ja alle selbst verpflichtet, auch sich zu schützen ein Stück weit.« Vom Händeschütteln kriegt man es nicht! Und da hat sie gesagt: »Ja, schon, aber man hat ja manchmal so Haarrisse und sie hat vielleicht auch einen.« Und dann habe ich gesagt: »Oh, das wäre ganz schwierig, zwei Haarrisse aneinanderzukriegen.« (lacht) Ist schon sehr abenteuerlich, was die da alles immer von sich gibt. Und das diskriminiert dann auch ein bisschen. Nicht bloß ein bisschen. Also, die Gespräche sind für mich überanstrengend mit der Pädagogin, weil, das ist nicht professionell, was sie von sich gibt. Das ist ganz das Gegenteil. Das ist eine ängstliche Frau, wo ich mich dann schon frage: Warum hat sie es dann angenommen, zu uns zu kommen? Sie hätte doch auch ablehnen können. Das hätte ich auch akzeptiert. Wer Angst vor der Krankheit hat, der darf es auch sagen.

Natürlich denke ich mir manchmal: Ich selber hätte eigentlich auch ein Berührungsproblem gehabt. Früher mal. Wenn ich jetzt nicht selbst infiziert wäre. Ich habe es gemerkt, wo ich in die Aidshilfe rein bin und jemand gibt mir die Hand, der sagt: »Ich bin auch infiziert.« Da hatte ich ein komisches Gefühl. Weil ich gar nicht wusste: Darf ich jetzt da auf die Toilette gehen? Ich hätte am liebsten 1 000 Fragen auf einmal gestellt und habe auch Angst gehabt, einen Kaffee anzunehmen, bis der mir gesagt hat: »Sie dürfen sogar aus derselben Tasse trinken.«

Meine allerbeste Freundin, die weiß Bescheid, die gibt der Kleinen auch ein Bussi, wenn die ganz nass ist. Voll Speichel. Also, die traut sich das. Die hat überhaupt kein Problem, keine Berührungsangst. Die zwei lieben sich heiß und innig, wie eine Ersatzmama ist sie sozusagen. Wenn ich mal nicht kann oder wenn ich wirklich einen Notfall hätte, dann würde ich sie zu ihr geben können. Die sagt auch, sie hat überhaupt keine Angst, sich bei mir zu infizieren. Weil sie ja sieht, wie es mir geht. Sie sieht, dass ich damit gut klarkomme. Da hat sie gesagt: »Wieso soll ich Angst haben?« Habe ich gesagt: »Weil es doch lebensverkürzend ist, ein Stück weit.«

Von meiner Infektion habe ich sonst noch meinem Bruder und seiner Frau erzählt. Dann meiner älteren Schwester. Die ist ihre Patentante und wollte sie nehmen, falls mir mal was passiert. Jetzt musste ich der reinen Wein einschenken. Ich weiß nicht, ob sie es ihrem Mann erzählt hat oder nicht. Also, damit lebe ich ganz gut. Da kommt jetzt auch nichts Negatives mehr. Von meinem Bruder kam mal was, so ein Übergriff. Der wollte es allen erzählen, der ganzen Familie. Der hat gemeint: »Die Familie hat ein Recht darauf, es zu erfahren.« Da habe ich gesagt: »Wie jetzt, Recht darauf?« – »Ja, weil die dich dann richtig behandeln und einschätzen könnten.« Sage ich: »Behandeln und einschätzen müssen die mich nicht.« – »Ja, aber dann wüssten sie, wie krank du wirklich bist.« Sage ich: »Wieso sollen die das wissen? Wenn mir eine Arbeit zu schwer ist und ich Hilfe von der Familie brauche und mir keiner helfen will, dann würde mir auch keiner helfen, wenn ich jetzt sage: Du, kannst du mir helfen, weil ich HIV-infiziert bin, ich kann nicht mehr.« Es hat sich überhaupt nichts verändert. Ich mache nach wie vor alles alleine in der Wohnung. Ich muss es alleine schaffen. Ich möchte auch gar nicht, dass es jemand sieht, im Gesicht schon ablesen kann, dass ich positiv bin, oder mir das am besten gleich auf die Stirn schreiben. Ich will meine Ruhe haben, ich will mein Leben so weiterleben wie bisher. Und das ginge dann nicht, wenn man ständig Angst haben muss: Spricht es einer vor der Haustür noch aus, dass es alle Nachbarn mitkriegen?

Dabei finde ich es eigentlich toll, wie man umsorgt ist mit der Krankheit. Das habe ich auch dem Mann vom Jugendamt gesagt. Ich hatte lange mit mir gehadert, ob ich ihm von der Diagnose erzähle, und habe es ihm dann doch ein Vierteljahr später gesagt. Und es war kein Nachteil, es war eher ein Vorteil. Er hat mir sogar dann gesagt, was mir denn da zusteht: Da kriegen Sie ja mehr Geld für das Essen. Sie leiden ja an einer auszehrenden Krankheit. Da brauchen Sie bloß noch zwei Belege, gebe ich Ihnen mit, die müssen Sie von den Ärzten ausfüllen lassen und da kriegen Sie doch mehr. Das ist zwar nicht viel mehr. Es sind 38 Euro. Aber immerhin, es kommt ihr wieder zugute, man kann für sie mehr tun. Und am Anfang, im ersten Monat, waren noch zwei Krankenschwestern jeden Tag zwei Stunden da, auch durch das Jugendamt angeboten. Das meine ich. Also das waren Hilfen. Dann musste ich sie nicht immer zu meiner Blutabnahme mitnehmen, das war ganz wichtig.

Auch die Betreuung und Beratung in der Aidshilfe war ganz toll. Ich habe sehr viele Fragen sofort stellen können, und das war wirklich hundertprozentig betreut. Man spielt ja auch mit so Gedanken, wobei man davon sehr schnell wieder abkommt, wenn man Familie hat, dass man sagt: So will ich nicht mehr weiterleben. So ein Leben kann ich nicht führen. So geht es nicht weiter. Das ist ja wie eine Todesnachricht sozusagen. Es sind die Bilder im Kopf, die es einem dann erst mal sehr, sehr schwer machen. Also, man leidet fürchterlich, man schläft in der ersten Nacht mal gar nicht und denkt: Um Gottes Willen, ausgerechnet ich, wieso ich? Im ersten Moment denkt man: Jetzt lebe ich nicht mehr lange. Für was soll ich mein Leben künstlich verlängern? Man hat ja in der näheren Umgebung keinen Fall, den man selber kennt, da kann man das auch nicht so gut einschätzen. Und wenn man dann die Ärzte befragt, dann wird man doch ein Stück weit beruhigter dadurch.

Heute glaube ich, dass ein Diabetiker auch nicht recht viel anders lebt, so im Vergleich. Man muss auch dauernd Blut untersuchen, man muss auch dauernd Medikamente kriegen, das Insulin. Man muss auch dauernd auf die Ernährung gucken, das muss ich auch jetzt, also ich vertrage nicht mehr alles. Wir ernähren uns hauptsächlich, wo es irgendwo geht, biologisch, also öko-bio, weil mein Sohn ja auch Allergiker ist. Dadurch habe ich das schon immer so gemacht. Und wenn es nicht geht, dann gucke ich drauf, dass wenigstens was mit drinnen ist, was das Ganze wieder aufwertet. Also ich gucke immer auf gute Zutaten, um die Krankheit ... um den Körper nicht zu sehr zu belasten, zu vergiften auch noch obendrein. Und ich glaube auch, dass Diabetes genauso lebensverkürzend ist. Bei meiner Mama war es zum Beispiel so, die ist Diabetikerin gewesen. Die habe ich verloren, da war ich 36. Und ich bin sicher, wenn es den Diabetes nicht gegeben hätte, wäre sie noch älter geworden. Und so im Vergleich: Ich glaube, man hat ungefähr gleiche Lebenschancen, gleiche Lebensdauer. Für meine Tochter bin ich ganz zuversichtlich, dass es auch Heilmittel gibt. Und wenn ich selbst mitforschen muss. Ich gucke und lese viel und ich sauge alles so auf. Man wird langsam selber zum Spezialisten.

Leider habe ich von meinem Freund, dem Vater meiner Tochter, schon seit Längerem nichts mehr gehört. Ich habe ja den Anruf damals gekriegt von ihm – das war noch vor unserer Diagnose –, da lag er irgendwo in Barcelona in einer Rehaklinik. Er hat gesagt, er wollte sich dort in Spanien beruflich was aufbauen, weil er hier die Arbeit verloren hatte. Sobald er richtig Geld verdient

in seinem Beruf, wollte er uns holen zu sich, seine Familie zu sich holen. Und ich war ja auch dafür und habe gesagt: »Gut, ich gehe überall hin mit dir, wenn du das willst.« Dann hat er mich eben angerufen und hat gesagt, er ist in der Rehaklinik, er hat eine Myokarditis gekriegt aufgrund eines Virus. Und da hat es bei mir schon irgendwo ... Ja, Myokarditis deutet auch schon darauf hin. Und ich habe dann gewartet am nächsten Tag, wie es vereinbart war, und er hat nicht mehr angerufen. Jetzt denkt man natürlich das Schlimmste. Was kann als Schlimmstes passiert sein? Hat es ihn doch so sehr erwischt, dass er es nicht überlebt hat, oder? Also jetzt im Nachhinein denkt man so. Aber es kann natürlich alles sein.

Haben sich meine Gefühle für meinen Freund durch HIV verändert? Zwischenzeitlich immer wieder mal, dass man denkt: Wieso hat der ausgerechnet mir das angetan? Eine leichte Wut ist da schon in einem hochgekommen. Aber wenn ich dann wieder versuche, das zu entschuldigen, was er da gemacht hat, dann denke ich immer: Na, er hat es ja selber nicht besser gewusst. Er hätte mich geschützt, wenn er es gewusst hätte. Das weiß ich ganz sicher. Vielleicht hat er es befürchtet. Befürchtet mit Sicherheit, denn er wollte unbedingt, dass ich abtreibe. Aber man kann ihm da nichts unterstellen. Ich habe seitdem, also seit ihrem Papa, nichts mehr in Erwägung gezogen und fühle mich auch besser so, ehrlich gesagt, weil ich denke, wenn man nichts tut, kann man auch niemanden infizieren. Aber das ist nicht der alleinige Grund, sondern mir persönlich geht es besser, ich muss mich nicht noch um jemand anderes kümmern. Mir reicht es, mich um mein Kind zu kümmern. Das ist mir einfach im Moment viel wichtiger, das ist einfach Priorität Nummer eins und da hätte ein Mann wahrscheinlich so das Verständnis gar nicht dafür, denke ich. Und es kann ja auch durchaus sein, dass er sich wieder meldet und ich bin immer noch der Meinung, dass es nicht aus ist zwischen uns. Er kann jederzeit zu mir zurück. Deswegen will ich auch gar keine andere Partnerschaft. Er ist der Mann gewesen, den ich schon immer gesucht hatte. Auch meiner Tochter erzähle ich eigentlich nur Gutes, ich erzähle ihr nichts Schlechtes, weil das eine Kinderpsyche ist, sie braucht das, sie braucht die Bestätigung: Ihren Papa gibt es ja noch. Wir suchen den auch irgendwann einmal. Habe ich ihr versprochen.

Anmerkungen

* Die Übertragung des HI-Virus von einer infizierten Mutter auf das Kind geschieht vor allem bei der Geburt selbst oder beim Stillen, deutlich seltener während der Schwangerschaft. Ohne eine entsprechende Behandlung wird ungefähr jedes vierte Kind einer HIV-infizierten Mutter infiziert.

Durch die Einnahme antiretroviraler Medikamente während der Schwangerschaft und andere Maßnahmen kann diese Übertragung im Grunde heute völlig verhindert werden.

** Einige antiretrovirale Medikamente werden bei Kindern nach Körpergewicht dosiert, sodass bei Schwankungen die Dosis angepasst werden muss, um einen optimalen Therapieerfolg zu erreichen.

MIKE:

Sex ist dann plötzlich ein Infektionsweg

Mike ist 27 Jahre alt und studiert Architektur in einer süddeutschen Großstadt. Der Kontakt kam über eine Anzeige in einer schwulen Community-Zeitschrift zustande, in der Interviewpartner für eine Untersuchung über Hintergründe von HIV-Infektionen gesucht wurden. In diesem Zusammenhang erzählt er von seinem Studienaufenthalt in Italien zwei Jahre zuvor, wo er sich mit HIV angesteckt habe. In dem Gespräch wirkt Mike recht direkt, aber immer auch distanziert. Er scheint überrascht, dass es so viel um seine Biografie geht und weniger, wie er sagt, um den konkreten Sex, der zur Infektion geführt hat. Das Interview findet in den Räumen der regionalen Aidshilfe statt. Im Hinblick auf seine Sexualität definiert Mike sich als schwul, berichtet aber auch von heterosexuellen Kontakten.

Ich glaube wirklich, dass es auf jeden Fall lange geht. Dass die Medizin so weit ist, dass man sein Leben fast so führen kann wie Negative. Ich habe viel mehr Angst vor irgendwelchen Nebenwirkungen, vor den Medikamenten als vor dem Virus selber. Meine Werte sind schon sehr, sehr lange sehr, sehr gut. Ich bin auch unter der Nachweisgrenze. Seit zwei Jahren nehme ich Medikamente. Ich habe ein Jahr nach der Infektion anfangen müssen, da meine Werte sehr, sehr schlecht waren, und seitdem hat sich mein Immunsystem sehr gut erholt. Ich habe auch gar keine Nebenwirkungen. Ist für mich wie Bonbons essen. Die Frage ist nur, wie lange das gut geht. Machen irgendwelche Organe dann doch nicht mehr mit, weil sie schon so viel Chemie durchgeschleust bekommen haben? Das ist halt die Frage. Das macht mir eigentlich mehr Angst, dass man irgendwann noch mehr Tabletten schlucken muss. Man nimmt ja dann eigentlich nur noch Tabletten, um irgendwelche Nebenwirkungen zu bekämpfen, die von anderen Tabletten kommen, und irgendwie werden es dann immer mehr Pillen. Aber eigentlich geht es mir jetzt gesundheitlich ganz gut.

Ich habe damals in Italien gelebt, und da ist was passiert, wo ich jetzt im Nachhinein sage: Das war es. Ich konnte kurz darauf ein Wochenende lang nur zu Hause liegen. Ich hatte hohes Fieber, Schwitzen, Durchfall, Nachtschweiß und hatte ganz viel getrunken (→ *akute HIV-Infektion*). Das ganze Wochenende ging's mir schlecht, ich konnte auch gar nicht vor die Tür. Ich fand das ganz komisch. Ich wusste überhaupt nicht, was los war. Und ich habe mich natürlich gefragt: Wieso bin ich jetzt so krank oder was ist das eigentlich? Das ging dann aber unglaublich schnell wieder vorbei, sodass ich auch gar nicht mehr das Bedürfnis hatte, zu einem Arzt zu rennen, sondern ich habe es einfach relativ normal so hingenommen. Und da habe ich mir noch gar keine weiteren Gedanken gemacht. HIV war da kein Thema. Da habe ich überhaupt nicht dran gedacht. Ich habe nie daran gedacht, dass ich mich irgendwie infiziert haben könnte. Wenn man negativ ist, glaube ich, ist es immer ganz weit weg. Das erreicht einen irgendwie nie wirklich. Erst wenn man positiv ist, glaube ich, dann denkt man schnell: Ach, hat's der vielleicht auch? Und man verbindet Sex plötzlich viel, viel stärker mit irgendwelchen Geschlechtskrankheiten. Ich glaube, vor der Infektion denkt man immer, Sex ist irgendwie nur Spaß und hat eigentlich mit Krankheit überhaupt nichts zu tun. Also, ehrlich gesagt, erst nach der Infektion sind mir plötzlich überall diese ganzen Broschüren aufgefallen und überall ganz viel Prävention, ganz viel Information. Und vorher habe ich da so drüber hinweggesehen. Dann kam das bei einer Untersuchung raus, dass ich positiv bin.

Ich kannte vorher auch nicht wirklich andere Positive. Ich hatte, glaube ich, nur einmal jemanden kennengelernt, und der hatte mir dann mutigerweise im Vorfeld gesagt, bevor wir nach Hause gegangen sind: Ja, übrigens, ich bin positiv. Und jetzt kannst du entscheiden, ob wir jetzt was machen oder nicht. Und dann habe ich mir da auch keine weiteren Gedanken drüber gemacht. Ich habe dann einfach einen Gummi rübergezogen und das war's dann. Wir haben auch nicht groß geredet über das Thema. Das war etwas, was dann auch ausgeklammert wurde. Es ging jetzt eigentlich nur um die Nummer und das war's dann.

Ich muss ehrlich sagen, vor der Infektion war ich kaum konkret informiert. Aber ich habe früher eigentlich immer alle meine Freunde bedrängt: Benutzt Kondome! Auch alte Schulfreunde, nach dem Motto: Ich bin nämlich der Schwule, ihr seid alle hetero. Das fand ich dann halt nach der Diagnose auch so schockierend, dass ich ausgerechnet der war, der dann infiziert wurde, obwohl ich eigentlich vorher immer militant mit dem Thema umgegangen bin und versucht habe, andere zu überzeugen, bitte Kondome zu benutzen, weil die mir immer auch erzählt haben: Ach nee, ich mag die Dinger nicht, ich kann damit nicht umgehen, das ist irgendwie uncool oder ungeil oder weiß was ich. Ich bin eigentlich als der homosexuelle Moralapostel aufgetreten und meinte: Bitte, bitte, bitte, denkt an eure Gesundheit! Und ich habe immer regelmäßig, eigentlich zweimal im Jahr, meine HIV-

Tests gemacht. Ich bin immer zu irgendwelchen Gesundheitszentren und war eigentlich schon sehr im Thema drin. Ich hatte auch eine Beziehung über viele Jahre. Da war das auch schon wichtig, dass man ehrlich gesagt hat: Okay, wir gucken, ob alles in Ordnung ist, damit wir dann einfach ungeschützt wieder Spaß haben können in der Beziehung.

Nach der Diagnose hat die Beziehung den Druck nicht ausgehalten. Ich habe meinen Freund damals glücklicherweise nicht infiziert. Er ist negativ geblieben, obwohl wir eine Zeit lang ungeschützten Verkehr hatten, weil ich da auch einfach noch nicht wusste, dass ich positiv bin. Aber natürlich hat das später unser Sexleben verändert. Es war nicht mehr wie vorher. Also ehrlich gesagt, hat Sex erst mal gar keinen Spaß mehr gemacht. So wie ich eben schon gesagt habe, Sex ist dann plötzlich etwas ..., das ist ein Infektionsweg. Das macht einfach gar keinen Spaß mehr. Man zieht sich erst mal zurück. Das ganze Leben wird ja auf den Kopf gestellt. Und man denkt: Wie viel Zeit habe ich eigentlich noch? Wie lange geht das eigentlich noch gut? Wann muss ich anfangen, Tabletten zu schlucken? Wie ist das mit dem Job? Es gibt plötzlich ganz, ganz, ganz viele Themen, auf die man eigentlich immer wieder zurückgeworfen wird. Man versucht natürlich, nicht die ganze Zeit dran zu denken, aber es ist in einem drin: Man ist schon, glaube ich, ein anderer Mensch plötzlich mit so einem positiven Testergebnis. Mein Freund hat erst mal tagelang Rotz und Wasser geheult. Er hat durch die Wohnung geschrien: »Ich will nicht, dass du krank wirst!« Er ist aber trotzdem mit mir sofort zum Arzt. Und wir haben das dann auch noch mal hier checken lassen, weil ich ja das positive Testergebnis in Italien bekommen habe. Da wollte ich einfach nur noch mal gucken, ob das hier das gleiche

Ergebnis ist. Und er hat zuerst sehr schockiert reagiert, sehr, sehr, sehr traurig. Und dann war aber auch eine gewisse Distanz da. Er hat's nie so krass formuliert, aber ich glaube, er hat's mir auch einfach vorgeworfen. Er hat's mir vorgeworfen, dass ich da nicht wirklich aufgepasst habe. Ich hab auch immer versucht zu argumentieren, es hätte ihm ja genauso hier passieren können. Aber er ist schon, muss ich sagen, für die Härte der Situation sehr, sehr cool damit umgegangen und auch sehr unterstützend und war doch auch da. Aber es war irgendwie anders. Und man hat nicht wirklich drüber geredet. Die Beziehung hat noch sehr lange gehalten, so eineinhalb Jahre. Aber, ich glaube, das war auch eher so eine Mitleidskiste. Dann war der Ofen aus. Aber gar nicht so sehr wegen diesem positiven Testergebnis, sondern weil ich mich verändert habe. Diese Sache hat mich dann wirklich zu einem ganz anderen Menschen gemacht. Und durch diese Distanz, die dann aufgetaucht ist, hat jeder seine Sachen dann eigentlich alleine verarbeitet. Dadurch ist dann die Beziehung zerbrochen. Die hat den Druck einfach nicht ausgehalten so.

Meine Mutter ist auch ein halbes Jahr später gestorben. Und als ich die Diagnose bekam, war sie schon sehr krank. Wir haben uns immer alles erzählt. Es gab nie Geheimnisse. Deswegen war's auch sehr, sehr ärgerlich, als ich dann zurück aus Italien kam und eigentlich wusste: Ich bin jetzt infiziert. Und sie merkte, dass da irgendwas nicht stimmt. Sie meinte auch: »Du kannst mir doch alles erzählen, wir hatten doch nie Geheimnisse voreinander.« Und ich dann sagen musste, es wär alles in Ordnung. Weil ich ja wusste, dass es ihr auch nicht gut geht, dass sie im Krankenhaus liegt und dass ich sie jetzt nicht mit so einer Hammernachricht kurz vor ihrem Tod belasten wollte. Das hat sehr wehgetan.

Nach dem Testergebnis habe ich irgendwie auch das Gefühl gehabt, jetzt ist so ein Wendepunkt im Leben da. So nach dem Motto: Jetzt bin ich 25, jetzt bin in infiziert. Der Arzt in Italien meinte auch, vielleicht haben Sie noch 20 Jahre. Dann habe ich gesagt: Vielleicht habe ich noch 25. Also man hat einfach so sein Leben in zwei Hälften geteilt. Die letzten 25 Jahre waren irgendwie super. Die erste Hälfte war super, die zweite Hälfte wird jetzt genommen, um die erste zu bezahlen. Jetzt fängt der Ernst des Lebens an und jetzt wird's so eigentlich richtig, richtig hart. Jetzt musst du in der zweiten Hälfte das anwenden, was du in der ersten Hälfte gelernt hast. So. Du musst jetzt gucken, dass du damit irgendwie klarkommst. Und das war sehr, sehr schwierig für mich. Und dann ging's auch los. Sofort kam ja eins nach dem andern. Dann war ich halt plötzlich nur noch bei Ärzten. Dann durfte ich meine Mutter beerdigen, und dann war auch der Freund weg. Also das ist ein Wendepunkt gewesen.

Ich hab mir später oft die Frage gestellt: Hat dieses Testergebnis auch was Positives gehabt? Man sagt sich so oft: Alles, was im Leben passiert, das hat ja auch irgendwie einen Sinn. Ich will nicht unbedingt sagen, dass ich jetzt bewusster mit meinem Leben umgehe. Ich glaube, dass ich versuche, nicht so eine große Veränderung zuzulassen, weil ich das irgendwie auch blöd finde. Ich will eigentlich auch so weiterleben wie vorher, also so eine gewisse Normalität will man sich einfach bewahren. Aber ja, klar, ich meine, man ist vielleicht schneller älter geworden oder reifer oder hat sich mal über gewisse Sachen mehr Gedanken gemacht, und ich denke, von der Warte aus gesehen, gibt es vielleicht etwas Positives. Es wäre gar nicht so verkehrt, wenn man sich über gewisse Sachen einfach auch mehr Gedanken macht.

Das Wichtigste bei mir sind meine Freunde. Wirklich. Wenn die jetzt die ganzen drei Jahre nicht da gewesen wären, dann hätte ich das wahrscheinlich auch nicht durchgestanden. Ich weiß nicht, was dann mit mir wäre. Also Freunde sind mir sehr, sehr, sehr wichtig. Und im Moment ist sehr wichtig, dass ich irgendwie rauskriege, wer ich eigentlich bin und was ich sein will im Leben. Die Zeit rennt. Wie ich eben schon gesagt habe, man denkt irgendwie rückwärts. Man denkt halt, wie viel Zeit man noch hat und was man daraus macht. Was willst du eigentlich werden, wie willst du dich in die Gesellschaft einbringen? Wie willst du arbeiten, wo willst du arbeiten? Wie stellt man sich das vor? Wie willst du dein Geld verdienen? Willst du jetzt ganz reich werden und berühmt oder solche Sachen?

Ich muss immer an den ersten Positiven denken, mit dem ich jemals Kontakt hatte, der mir dann vor dem Sex gesagt hat: »Und übrigens, ich bin positiv, und jetzt musst du selber entscheiden, ob ja oder nein.« Das fand ich cool irgendwie. Damals fand ich das zumindest cool. Heute find ich das extrem doof. Man will sich einfach nicht jedem gegenüber outen. Man sieht Leute später immer irgendwie wieder. Und dann find ich es eigentlich eher störend. Das ist auf jeden Fall was unglaublich Persönliches, das ist was wahnsinnig Intimes eigentlich. Also, es ist irgendwie die eigene Gesundheit, das erzählt man einfach nicht jedem. Und erst recht nicht, wenn man weiß: Das ist ja einfach nur so ein flüchtiger Kontakt. Man sagt sich dann einfach: Wenn ich jetzt alles ganz fesch durchziehe, dann muss man doch da sowieso nicht drüber reden. Dann bin ich ja auf der sicheren Seite und muss jetzt nicht jedem hier meine intimsten Krankheitsgeschichten auf die Nase binden. Vor allen Dingen ist es ja auch wahnsinnig abtörnend. Also, man möchte jetzt eigentlich irgendwie zu einer Situation kommen, wo es dann sexy wird und spaßig, und dann fängt man erst mal mit so einem Hammerthema an.

Ich könnte mir vorstellen, so ein bisschen durch die Welt zu ziehen für eine Weile. Also, wenn man dann das Studium abgeschlossen hat, fände ich auch ganz schön, vielleicht hier und da mal Erfahrung zu sammeln, in verschiedenen Ländern sich umzugucken, also nicht immer an einem Ort zu bleiben. Und es geht mir da einfach mal um Spaß an den Projekten und Spaß an den Ergebnissen, dass man da so seine Erfolgserlebnisse im Leben hat und sich einfach sagen kann, dass man einfach gute Sachen abgeliefert hat und was von der Welt gesehen. Ich will erst mal ein richtig gutes Diplom, dass man das Studium richtig krachend abschließt. Dann werde ich 30, dann würde ich sehr gerne, sehr schnell einen Job finden, der irgendwie auch Spaß macht. Ganz normal halt. Und toi, toi, toi, dass die Gesundheit da mitmacht.

ULRICH:

Ich will meinen Mann stehen

Ulrich ist 45 Jahre alt und lebt in einer norddeutschen Großstadt. Nach seiner HIV-Diagnose, die er in einem sehr späten Stadium der Infektion erhalten hat, konnte er für ein paar Jahre zunächst nicht arbeiten. Derzeit ist er wieder freiberuflich im Consulting-Bereich tätig. Die schweren Erkrankungen und die langwierigen Behandlungen, von denen er berichtet, sieht man Ulrich nicht an. Er macht einen tatkräftigen und fröhlichen Eindruck, sieht beinahe zehn Jahre jünger aus, als er ist. Zum Zeitpunkt des Interviews ist er über zehn Jahre in einer Beziehung mit seinem Freund, die auch als Lebenspartnerschaft offiziell eingetragen wurde. Das Interview kam über einen Mitarbeiter der psychosozialen Beratungsstelle, in der er ehrenamtlich tätig ist, zustande und findet bei ihm zu Hause statt.

Die Ärzte sagen immer am Anfang im Krankenhaus: Du kannst irgendwann ein ganz normales Leben führen. Und tatsächlich, das führe ich jetzt momentan. Zuerst war es die Hölle. Tausend Wolken fielen zusammen. Ich konnte nicht damit umgehen. Ich konnte nicht mal heulen. Das war eigentlich das Schlimmste daran. Am liebsten hätt ich heulen wollen, aber es ging nicht. Konnte ich nicht. Ich war wie versteinert.

Es fing damit an, dass ich im Mai 2003 sehr schwer krank geworden bin. Ich hab innerhalb von sieben Monaten dreißig Kilo verloren. Und ich war bei einem Internisten, der mich immer auf einen Hefepilz in der Speiseröhre behandelt hat. Heute weiß ich, dass das eigentlich ein hundertprozentiges Zeichen für HIV ist. Der Arzt ist aber leider nicht drauf gekommen. Dazu kommt noch, dass der Arzt mich ein halbes Jahr vorher wegen einer Gürtelrose und ein Jahr vorher wegen Pfeiffer'schem Drüsenfieber behandelt hat. Aber damals war mir vollkommen unklar, was das heißt. Heute weiß ich, was das heißt. Und nachdem ich dann fünf oder sechs Monate irgendwelche Kolibakterien-Tabletten nehmen musste und sich das nicht verbessert hat und ich nichts essen konnte, hab ich dann den Arzt gewechselt und bin zu einem anderen Internisten gegangen, und der hat mich angeguckt und hat zu mir gesagt: »Junge, entweder ist das psychosomatisch oder du bist HIV-positiv.« Das Zweite schied für mich vollkommen aus, das konnte gar nicht sein. Ich lebte damals sieben Jahre, acht Jahre in einer Beziehung, also irgendwie schied das für mich vollkommen aus. Und dann hat er gemeint: »Na, wenn du dir so sicher bist, dann können wir ja den Test machen.« Dann haben wir den Test gemacht, das war Freitagnachmittag, und Dienstag musste ich hin, das Ergebnis abholen, und als ich in die Praxis reinkam, guckte der Arzt mich an und sagte: »So, setz dich erst mal.« Da hab ich noch nicht geschnallt, was los ist. Und dann hat er mich angeguckt und gesagt: »Das Ergebnis ist positiv.« Und das konnte ich überhaupt nicht einordnen. Das war das erste Mal in meinem Leben, dass ich wirklich total ratlos war, weil ich nicht wusste, was kommt jetzt.

Der Internist hat mir dann die Adresse von einer → *Schwerpunktärztin* gegeben. Aber zuerst bin ich nach Hause gefahren, ich hab erst mal meinen Freund angerufen und ihm das gesagt. Das ist ziemlich schwer, dem eigenen Partner zu sagen, dass da was los ist. Man weiß ja auch nicht: Hat's ihn jetzt genauso erwischt oder nicht? Und er ist dann gleich abends nach Hause gekommen aus W. Aber der erste Gedanke war, ob der das mitmacht oder ob der mich verlässt. Ich weiß ja auch nicht, wie ich im umgekehrten Fall reagiert hätte. Ob ich die Kraft gehabt hätte, das für den anderen durchzustehen. Es ist ja auch eine Belastung. Die Krankheit verändert den Menschen total. Und dann habe ich meine Eltern angerufen, auch ein ziemlich schwieriges Problem. Die Mutter anrufen und ihr das sagen. Ziemlich heftig. Aber ich habe alles an einem Tag erledigt, ich hab die schlimmsten Dinge gleich hintereinander weggemacht. Und am nächsten Tag in diese Schwerpunktpraxis, mein Freund ist damals mitgegangen. Und die Ärztin hat dann so ein paar Bluttests gemacht und sie hat mir dann eröffnet, dass ich also nicht nur positiv bin, sondern dass ich auch schon drei → *opportunistische Infektionen* habe. Das war kurz vor Weihnachten, wir wollten Weihnachten in Urlaub fahren, und ich hab keine anderen Sorgen gehabt, als sie zu fragen: »Aber ich kann schon nach Rügen fahren?« Sie meinte dann: »Könnte sein.« Aber, ich glaub, die hat sich innerlich gesagt: »Wenn der Mann Weihnachten überhaupt noch lebt.« Also, das war ziemlich schlimm. Meine Werte waren schrecklich. Da war gar nichts mehr. Da war nicht mehr viel Leben drin. Dann sollte ich ins Krankenhaus und das wollte ich natürlich nicht. Wer will schon ins Krankenhaus? Und ich hab mich dann eigentlich gewehrt bis zum geht nicht mehr. Und dann jeden Tag drei Blutkonserven gekriegt, weil einer der Blutwerte immer schlimmer wurde, und dann ging's langsam wieder aufwärts. Also zumindest so weit, dass ich durch diese Bluttransfusionen halt einigermaßen stabil wurde und wieder atmen konnte. Das war so schlimm vorher, dass ich nicht mal die Treppe in unserer Wohnung gehen konnte. Ich kam mir vor wie Mitte siebzig, aber nicht wie Anfang vierzig. Wie gesagt, das war halt alles ziemlich heftig. Und dann haben wir auch gleich mit der Therapie angefangen, ich hab praktisch einen Tag nach dem Ergebnis gleich eine Therapie angefangen.

Heute geht es mir blendend mit meiner Krankheit, aber nur dadurch, dass ich sie angenommen hab. Ich hab irgendwann den Schalter umgelegt. Ich hab immer im Krankenhaus und zu Hause gelegen und hab gesagt: Ich hab das. Mein Lebensgefährte hat damals zu mir gesagt, und das war ziemlich intelligent von ihm, er hat zu mir gesagt: »Wenn du nicht lernst, die Krankheit anzunehmen und darüber auch zu sprechen, dann wirst du nie damit klarkommen.« Und das stimmt wirklich. In dem Moment, das war, glaube ich, so nach einem Vierteljahr, wo ich dann sagen konnte: Ja, ich bin HIV-positiv, und: Ja, so schlimm es klingt, ich habe Aids. In dem Moment ging der Schalter rum, und seitdem kann ich ganz gut damit leben. Das heißt, ich lebe heute damit, dass ich sogar für die Aidshilfe ehrenamtlich arbeite und dass ich auch andere Leute unterstützen kann und auch so weit bin, dass ich sage: Ich könnte auch anderen Neu-Infizierten mein Wissen weitergeben und einfach auch ein bisschen von der Kraft, die ich in den letzten zwei Jahren getankt habe.

Es klingt arrogant, wenn man sagt: Man hat das mit seinem Kopf gemacht. Aber ich glaube, zu achtzig Prozent hat das mein Kopf bewegt, aber er hat das bewegt, weil ich wusste, dass da jemand ist, für den ich's machen will. Nämlich für meinen Lebensgefährten. Ich glaube, eine stabile Beziehung hilft in der Phase extrem. Das gibt Kraft. Allein hätte ich in der Zeit nicht sein mögen. Ich weiß nicht, ob ich dann den Mut gehabt hätte und das auch geschafft hätte. Weil natürlich auch so ein paar andere Dinge dazukommen. Du kriegst das Ergebnis und bist dann gleichzeitig auch noch krank und bist so krank, wie ich es war. Ich hab damals meinen Job verloren, weil ich so krank war. Und weil mein Arbeitgeber das ausgenutzt hat damals, das muss man ganz klar sagen. Die haben ausgenutzt, dass ich keine Kraft hatte, und also haben die mich vor vollendete Tatsachen gestellt, und ich hab's blöderweise unterschrieben und bin dann raus. Und dann bist du raus. Das ist auch so ein Punkt, wenn du alleine lebst, dann hast du noch das Problem der wirtschaftlichen Schwierigkeiten, die auf dich zukommen können. Bei mir war das zum Beispiel so: Ich lag im Krankenhaus, bin privat krankenversichert, und meine private Krankenversicherung hat mir nach vier Wochen Krankengeld, Krankentagegeldzahlung, die Krankentagegeldversicherung gekündigt. Mit der Begründung, dass ich sowieso nie wieder gesund würde und damit nie wieder im Berufsleben sein würde und deshalb auch keine Krankentagegeldversicherung mehr brauche. Und das hat dann ein zweieinhalbjähriges Gerichtsverfahren hinter sich hergezogen, mit dem Ergebnis, dass ich in drei Instanzen gewonnen habe. Bei zwei Instanzen haben sie immer wieder nachgekarrt und haben mich immer wieder zu irgendwelchen Gutachtern geschleppt. Ich könnte da ein Buch schreiben von dem, was ich in den drei Jahren durchgemacht hab. Das ist gigantisch. Dann bin ich zum Arbeitsamt gegangen, ich hatte noch nie irgendwie Geld vom Arbeitsamt bekommen. Aber ich habe gesagt: Okay, dann müssen wir das halt so machen. Dann habe ich meinem Lebensgefährten eine Vollmacht gegeben, mich arbeitslos zu melden. Das Arbeitsamt hat gesagt: Nee, geht nicht, der ist ja nicht vermittelbar. Und damit nicht anspruchsberechtigt für Arbeitslosengeld. Und in dem Moment war mir klar, wie schnell man in Deutschland zum Sozialfall wird. Wenn du da keinen Partner hast, der dich auffängt, und du nicht so viele Rücklagen hast, dass du das durchstehst, dann stehst du mit dem Rücken an der Wand. Und das sind Dinge, die mich aufgefangen haben und die mir die Kraft gegeben haben, das zu werden, was ich heute bin.

Ich bin anders geworden. Ich sehe anders aus, ich strahle wesentlich mehr aus, das sind die positiven Dinge. Die negativen Dinge sind, dass du sehr ungeduldig wirst. Ja, bei mir ist das halt wirklich so gewesen, dass die Ärzte im Krankenhaus zu mir gesagt haben im Dezember 2003: »Es ist besser, Sie gehen nach Hause und sterben in Ruhe zu Hause, genießen die letzte Zeit zu Haus.« So schlimm krank war ich. Aber ich hab das geschafft und ich lebe heute noch. Und das ist einfach so, dass du dann darüber nachdenkst und sagst: Welchen Wert hat das Leben eigentlich? Wo will ich hin, was will ich noch erreichen? Und das merke ich in mir, ich hab eigentlich nie Ruhe.

Ich bin ein total rastloser Mensch geworden, das war ich früher nicht. Früher war ich eher so der Gemütliche. Heute ist es so, wenn ich irgendwo sitze, beim Friseur oder so, denke ich immer, ich könnte was verpassen. Und das war früher nicht. Das verändert sich total. Und man wird auch ein bisschen selbstgerecht, das muss man schon sagen, das ist der negative Part an dieser Krankheit. Zumindest bei mir war das so; ich weiß nicht, ob das bei anderen Leuten auch so ist, dass ich schon ein bisschen, ich weiß nicht, manchmal mürrisch bin und mich manchmal selbst nicht ertragen möchte. Das ist selten, aber es gibt solche Momente. Das ist immer weniger geworden mit der Zeit, aber in der

Phase des Bekanntwerdens der Krankheit und des Durchlebens der schlimmsten Phasen dieser Krankheit, hätt ich mich, glaube ich, selbst nicht haben wollen.

Und wenn ich mal mit meinem Freund irgendwie Probleme hab, dann ist die Erste, die ich anrufe, meine Mutter. Wir haben ein sehr, sehr, enges Verhältnis und eher ein freundschaftliches Verhältnis. Also weniger ein Mutter-Sohn-Verhältnis als mehr so ein Freund-Freundin-Verhältnis. Und immer gehabt, also. Deshalb musste ich auch meine Mutter damals sofort anrufen. In dem Moment, als ich das Ergebnis gekriegt hab, das hört sich manchmal blöd an, ist mir sofort ein Satz meiner Mutter durch den Kopf gegangen: »Das Schlimmste, was einer Mutter passieren kann, das ist, dass das Kind vor ihr geht.« Vielleicht habe ich aus dem Grund meine Mutter angerufen, ja. Nach dieser Diagnose dachte ich: Das war's, das geht nicht mehr lange gut. Dass ich so wie heute hier sitze, habe ich im Leben nicht geglaubt.

Meine Mutter ist immer meine allerwichtigste Bezugsperson, die ist irgendwie auch mein bester Freund. Und die weiß eigentlich alles. Und das ist auch ganz gut so. Deshalb musste sie das halt auch wissen, obwohl ich ihr damals, glaube ich, ziemlich wehgetan hab damit. Die hat das wahnsinnig mitgenommen. Erstmal hat sie geheult. Wie jeder, ich selber auch irgendwann. Oh nein, das darf nicht sein und du irrst dich, und wie soll denn das sein und wo soll das herkommen und diese typischen Fragen, die man sich ja selbst auch stellt. Die Frage, die ich irgendwann aufgehört hab, mir zu stellen. Bei mir ist es so, dass ich es nicht weiß und nie drauf gekommen bin, und irgendwann hab ich gedacht: Nein, ich hab da keine Lust mehr drauf, ich bekomme sowieso keine Antwort auf diese Frage, und warum soll ich sie mir weiter stellen, sie zermartert meinen Kopf und das bringt nichts, ich komme sowieso nicht dahin, wo ich hinwill. Und von daher lass ich's. Und meiner Mutter habe ich dann auch nur diese Antwort gegeben, ich hab gesagt: »Ich weiß es nicht, woher ich's habe.« Die Ärzte haben mir gesagt, dass, so schlimm, wie es bei mir ausgebrochen ist, ich die Krankheit mindestens zehn Jahre schon in mir hab. Und wer kann zehn Jahre lang sein Sexleben zurückverfolgen? Ich nicht. Noch ein Jahr zuvor war ich mit meinem Freund im Konzert, und dann lief ein junger Mann die Treppen runter und es war klar, was der hat. Da müsste man sich extrem täuschen, wenn es nicht so wäre. Und dann habe ich so zu meinem Freund gesagt: »Mein Gott, sieht der schlimm aus, guck mal.« Und genau ein Jahr später sah ich ganz genauso aus. Aber haargenau.

Mit meinem Coming-out habe ich mich nie schwergetan, aber mit der Krankheit, das habe ich sehr wohl dosiert, wer das weiß und wer das nicht weiß. In meinem Freundeskreis gibt es ein paar Leute, die wissen's, und ein paar wissen's nicht. Weißt du, wann es mir wichtig ist, dass neue Freunde oder alte Freunde das wissen? Wenn ich es selbst entscheide. Meine beste Freundin in München zum Beispiel, die hab ich nie im Zweifel gelassen, der hab ich es von Anfang an gesagt, weil es einfach für mich wichtig war. Und dann gibt es noch ein Freundespaar, also eine Freundin und ihr Mann in Köln, die sind mir auch so nah. Ich glaube, es kommt auf die Nähe an, die die Menschen zu mir haben. Wenn ich mit jemandem gerne was unternehme und das war's, dann ist es nicht wichtig. Obwohl man sich natürlich da in Situationen reinmanövriert. Bei einer Party zu Hause, da gibt's halt Leute, die wissen's, und es gibt Leute, die wissen's nicht. Und da bist du halt in der Situation, dass du die Leute, die es wissen, eben vorwarnen musst und sagen musst: Sorry, aufpassen, es geht um »Krankheit«. Ja, die wissen alle, dass ich krank war. Aber die, die eben nicht wissen, was ich wirklich habe, die wissen eben nur, dass ich eine bösartige Infektion im Knochenmark hatte. Die hatte ich ja auch. Aber die Ursache, die wissen sie nicht. Und das ist manchmal schon ziemlich blöd. Manchmal vergleiche ich das mit einem nicht vorhandenen Coming-out, weißt du. Die Phase, wo man so Freundinnen erfunden hat. Das kann man so ungefähr damit vergleichen. Manchmal denke ich mir: Warum tust du dir das eigentlich an? Warum stehst du nicht dazu und sagst, was Sache ist? Aber ich muss ja auch meinen Lebenspartner damit schützen, wo ich einfach so ein Verantwortungsbewusstsein haben muss. Das sind ja zum Teil auch Kollegen, und was ist, wenn dort einer das Spinnen anfängt und sagt: Na, wenn der Freund von dem so was hat, wer weiß, ob der's hat? Das wird ja immer assoziiert. Also für mich ist es mir ehrlich gesagt egal, ich geh da genauso wie bei meinem Coming-out damit um, dass ich mir sage: Wer dann nichts mehr mit mir zu tun haben will, weil er das weiß, der ist kein richtiger Freund. Den kann ich vergessen. Gott sei Dank hatte ich solche Reaktionen nicht, aber wie gesagt, der Kreis der Leute, die es wissen, ist so klein.

Zum Teil sind die Reaktionen ganz lustig. Es gibt einen langjährigen Bekannten, einen Freund, dem haben wir es erzählt, und der dann: »Ja, das hab ich seit zehn Jahren auch.« Oder ein anderer Freund, dem ging es ziemlich schlecht. Und ich habe ihn gefragt, was denn los ist. Und dann sagt er: »Ja, meine Therapie schlägt nicht mehr an.« Wir kennen uns auch so sieben oder acht Jahre, und das ist halt immer noch so ein Tabu. Ja, aber es ist ja auch nicht gerade das Schönste, worüber man reden will, oder? Man muss ein gewisses Verantwortungsbewusstsein haben. Wenn man einen One-Night-Stand hat, muss man dafür sorgen, dass der andere sich absolut nicht infizieren kann. Das ist meine Pflicht. Aber ich meine, dafür sind wir alle alt genug. Und wenn ich weiß, dass es Leute gibt, die positiv sind und trotzdem ungeschützt Sex haben – das ist Harakiri für mich. Das ärgert mich, dass einige keine Verantwortung übernehmen wollen. Vielleicht ist das auch eine Form der Bewältigung dieser Krankheit. Vielleicht ist das für die Leute eine Art der Bewältigung, das wegzuschieben. Zu sagen: Was geht's mich an? Hab Spaß, wer weiß, wie lange ich noch Spaß haben kann, und wenn der andere diesen Spaß mit lebt, dann ist es seine Sache. Jeder bewältigt das anders. Ich beschäftige mich damit, und jeder beschäftigt sich auf eine andere Art und Weise. Diese Verantwortung wegschieben ist, glaube ich, einfacher, als die Verantwortung anzunehmen.

Es gibt Leute, die denken: Es gibt ja jetzt Tabletten, und man kann ja dem Ganzen Herr werden. Ich hab diese ganzen Tablettenpläne noch zu Hause liegen. Es ist ganz gut, sich das manchmal anzugucken und zu wissen, wie gut es einem heute geht. Man muss aber, glaube ich, wirklich auf die Nebenwirkungen hinweisen. Und die Nebenwirkungen sind schon teilweise ganz schön heftig. Weil, wenn man alleine die Nebenwirkungen meines derzeitigen Medikaments zum Beispiel sich anguckt, das ist die Hölle. Du kannst nicht mehr richtig sitzen, kannst nicht liegen, weißt nicht, wo ist noch Platz, wo kann man noch hinspritzen. Ich hab das Riesenglück, dass ich so was alles wegstecke, aber ich glaube, das ist nicht so selbstverständlich, und die Nebenwirkungen sind schon ätzend.

Ich hab mir auch über das Alter Gedanken gemacht. Ich bin dann sehr praktisch veranlagt. Ich hab mich zum Beispiel für so einen Sterbeplatz angemeldet. Und ich hab verfügt, was aus mir wird, wenn ich mal nicht mehr da bin. Also, ich will auf dem Meer verstreut werden. Das finden manche Leute schon ziemlich hart, dass ich mir, so wie es mir jetzt geht, über so was Gedanken mache. Aber wenn ich so weit bin, kann ich mir keine Gedanken mehr drüber machen. Ich mach unheimlich viel Sport, ich bin wahrscheinlich fitter als andere Leute in meinem Alter. Was ich nicht akzeptiere, sind graue Haare. Die mache ich immer weg.

Ich hab die erste Zeit schon ziemlich resigniert. Aber ich hab irgendwann den Schalter umgelegt und hab angefangen zu kämpfen. Hab gesagt: Du kannst dir nur selber helfen. Wenn du das jetzt nicht machst, dann ist das vorbei, dann gehst du. Und gehen wollte ich noch nicht, das war mir einfach zu früh.

Ich habe mich früher schon mit HIV und Aids beschäftigt, ich habe immer gespendet, das Thema war mir schon bewusst. Aber es war irgendwie nie in meinem Raster drin, das könnte mich auch erwischen. Obwohl ich wahrscheinlich viel dazugetan hab, dass es mich erwischt hat. Bevor ich selbst betroffen war, wusste ich nicht, dass es da Therapien gibt und dass man überhaupt was machen kann. Ich hab mich da nie informiert drüber. Es hat mich auch, ehrlich gesagt, nie interessiert. Es passte nicht in meinen Lebensstil rein, es war ganz weit weg. Das war da, ich hab dafür gespendet, dass man die Medikamente weiterentwickeln kann, dass man forschen kann. Das hab ich alles gemacht, aber es gehörte nie in mein Leben rein. Es gehörte nur in mein Leben, dass es andere Menschen betrifft. Und deshalb hab ich mich auch nicht interessiert, wie man das beherrschen oder heilen kann.

Ich weiß nicht, ich war selbst mein erster HIV-Positiver, den ich wirklich kannte. Was ganz merkwürdig ist. Ich kannte keinen. Jetzt weiß man, dass man andere Leute auch kannte.

Seit anderthalb Jahren bin ich, Gott sei Dank, in der Lage, dass ich wieder Vollzeit arbeiten kann. Was ich auch nie geglaubt hab. Und das zum Beispiel bedeutet mir viel, etwas schaffen zu können und aufzubauen und noch aktiv zu sein. Ich habe mein Viertel gefunden, wo ich ganz gerne unterwegs bin. Da bin ich auch ein großes Stück stolz, dass ich so was heute wieder machen kann, trotz der gesundheitlichen Situation, die ich durchgemacht hab. Das zeigt mir halt, ich bin wieder ein vollwertiger Mensch. Ich war vor drei Jahren ein Wrack und heute bin ich jemand, der seinen Mann stehen kann. Ich will meinen Mann stehen, weißt du. Ich will nicht irgendwas machen, sondern ich will als Mann im Leben stehen, fest. Und das kann ich heute wieder, und da bin ich froh drüber. Aber ich kann eben auf der anderen Seite auch sagen: Mir reicht's jetzt mal, ich brauch meine Pause. Kann was für mich tun. Und kann die Zeit für mich nutzen.

Wo will ich hin? Ich hab eigentlich nicht so wahnsinnig viele Fantasien und Utopien, wo ich hinwill, sondern ich möchte gerne meine gesundheitliche Situation auf dem Status halten, wie ich sie jetzt hab, und eher noch verbessern. Ich pass halt wirklich extrem auf mich auf. Und das möcht ich immer weiter tun.

JUTTA:

Du bist immer am Kämpfen

Jutta ist 58 Jahre alt und lebt in einer norddeutschen Großstadt. Ihre langjährige Arbeit im Bereich Tourismus musste sie nach der HIV-Diagnose aufgrund ihres gesundheitlichen Zustands aufgeben. Seitdem ist sie frühverrentet und bezieht Grundsicherung. Im Gespräch erzählt sie, dass sie sich bereits in den späten 1980er-Jahren mit HIV infiziert habe, nachdem sie für die große Liebe in ihrem Leben ihren Ehemann und ihre Tochter verlassen hatte. An geschützten Sex habe sie damals nicht gedacht, da von HIV und Aids noch nicht viel bekannt war. Das Interview findet in einem Krankenhaus statt, in das Jutta kurz zuvor für eine schmerzhafte Rückenmarkspunktur stationär aufgenommen wurde. Diese war die dritte innerhalb weniger Monate, die infolge von Komplikationen ihrer HIV-Infektion notwendig war. Obwohl sie aufgrund ihres Gesundheitszustands recht zerbrechlich aussieht, macht sie im Gespräch zugleich den Eindruck einer starken und selbstbewussten Frau.

Ich habe die Diagnose im Jahr 2000 in einem Hamburger Krankenhaus bekommen. Da wusste ich bereits, dass ich ein hochmalignes Non-Hodgkin-B-Lymphom habe, das bereits ausgestrahlt hat. Und da das ja eine HIV-spezifische Krebssorte ist, stieß ich auf einen Arzt, der sich gut mit dieser Krankheit auskannte. Er hat mich gefragt, ob er mich auf HIV testen darf. Als Mutter, die mit allen Männern immer lange zusammen war und nur wenig wechselnde Geschlechtspartner hatte, gehörte ich ja nicht zu den bekannten Risikogruppen, ich habe mich auch nie zu einer Risikogruppe gezählt. Man hatte zwar mal von San Francisco gehört und Aids als so eine Seuche gesehen, die die Schwulen dahinrafft, aber dass das jetzt eine heterosexuelle Frau kriegen kann, an das hat man einfach nicht gedacht. Und genau das ist ja der Grund, warum es so lang gedauert hat, bis es überhaupt rauskam. Ich hatte schon vorher immer wieder Brechdurchfälle und im Urlaub zweimal Lungenentzündung, da bin ich Jeep-Safari gefahren, immer offenes Auto. Diese Brechdurchfälle, die kannte ich aus Asien. Da gehst du drei Tage zehnmal aufs Klo und dann ist es wieder vorbei. Und so war es ja auch. Und die Lungenentzündungen habe ich halt darauf zurückgeführt, dass es den ganzen Tag geregnet und gestürmt hat. So kam es eben erst durch den Krebs raus.

Und als der Arzt dann fragte, ob er mich testen darf, habe ich natürlich eingewilligt. Da kam dann raus, dass ich nicht nur HIV-positiv bin, sondern dass ich bereits das Vollbild von Aids hatte. Ich hatte damals ... ich glaube, die erste Messung waren acht Helferzellen. Und ich hatte da gleichzeitig eben dieses Lymphom, das auch sofort behandelt werden musste. Und dann habe ich noch die Diagnose (lacht) zwei Wochen später bekommen, dass ich Hepatitis C habe plus Leberzirrhose bereits. Und dann hat man noch herausgefunden, dass ich Meningitis habe. Das ist alles in Zwei-Wochen-Abständen passiert. Also, ich wusste nicht, wie mir geschah. Und da habe ich mich einfach entschlossen, auf das alles zu scheißen und zu sagen: An diesen Dingen sterbe ich nicht. Ja. Also es war eigentlich ... Es war zwar ein Schock auf der einen Seite, aber es war nicht so, dass ich das Gefühl hatte: Jetzt gehe ich aufs Dach des Krankenhauses und springe runter. Sondern eher: Je mehr tödliche Diagnosen ich bekam, umso kampfbereiter wurde ich. Aus Trotz: Ihr könnt mich alle, ich mache das!

Angefangen wurde zuerst mit der Chemotherapie. Und drei Monate später, da war ich dann auf 16 Helferzellen. Ich wusste ja damit nichts anzufangen, was heißt sechs Helferzellen oder 16? Ich hatte damals von HIV oder Aids überhaupt keine Ahnung. Aber ich hatte eine ganz süße Ärztin, die mir gesagt hat: »Na, Sie müssen sich das so vorstellen: Da liegen Ihre Abwehrkräfte quasi am Boden, sind ganz, ganz wenig, schwingen die weiße Fahne und sagen: Hah, rührt mich bloß nicht an!« Und so habe ich das gelernt, irgendwie zu verstehen, was das heißt, sechs oder 16 oder 18 Helferzellen zu haben. Und dann war ich fast zwei Jahre im Krankenhaus, durfte immer wieder am Wochenende heim, wenn es mir halbwegs gut ging. Damals ging ich zu Freunden. Und so nach zweieinhalb Jahren war ich dann auf 200 Helferzellen. Also, ich hatte so ein Medikament genommen, leider Gottes vier Jahre lang, was ich heute sehr bereue, aber damals wusste man noch nicht, dass es Neuropathien auslöst. So ging es dann weiter. Geholfen hat mir in dieser Phase, dass ich von Anfang an wirklich mit jedem offen umgegangen bin. Und das Personal in der Klinik, die halt auch mit HIV-Leuten zu tun hatten, die sie in keiner Weise diskriminierten, nicht mit Schutzanzügen reinkamen oder so. Also die Zeit habe ich Gott sei Dank nicht erlebt, wo die Leute wirklich noch abgesperrt wurden. Und geholfen hat natürlich, dass meine Tochter – als Einzige von meiner Familie – damit eigentlich relativ normal umgegangen ist. Die wusste selbst nicht so recht, was jetzt eigentlich gefährlicher ist: der Krebs, das Aids oder die Leberzirrhose? Und ja, da bekam ich nach einer Weile dann auch Besuch von der Aidshilfe, die ich damals überhaupt nicht kannte. Da wurde mir dann bewusst, dass ich nicht die Einzige bin. Und dann habe ich da einen jungen Mann kennengelernt mit der gleichen Diagnose wie ich, also auch hochmalignes Non-Hodgkin-B-Lymphom und auch Aids. Der verstarb dann anderthalb Jahre später. Also den habe ich quasi bis zum letzten Moment mit begleitet. Und das hat mir eigentlich auch sehr geholfen, weil ich mir gedacht habe: So will ich das nicht machen. Der hat von Anfang an gesagt: Das schaffe ich nicht. Hat es seinem Partner bis eine Woche vor seinem Tod nicht gesagt, also nie drüber gesprochen, dass er Aids hat, obwohl der das eh wusste. Also ich könnte nie mit der Dauerlüge leben! Wenn ich das jetzt jemandem verschleiern würde, ich würde daran zugrunde gehen.

Aber ich meine, jeder geht anders damit um. Ich meine, ich habe halt schon eine erwachsene Tochter. Das ist was anderes, wenn das jetzt eine Frau ist, die Kinder im Kindergarten hat. Die es einfach verschleiern muss, ihren Status, damit das Kind nicht diskriminiert wird, weil es eine Mutter hat, die HIV-positiv ist. Also das habe ich alles nicht. Das ist ja immer noch ein ganz, ganz großes Stigma.

Mit HIV leben heißt: Mal geht es dir schlechter, mal besser. Mir geht es seit letztem Januar wieder einmal schlechter. Da hatte ich eineinhalb Jahre lang Depressionen, habe das aber niemandem gesagt und es hat auch niemand bemerkt, also ich habe das sehr gut überspielen können. Aber dann hatte ich 20 Kilo abgenommen innerhalb von kürzester Zeit, war dann auf 40 Kilo, wurde orientierungslos und habe erst im Nachhinein erfahren, dass ich einen kleinen Herzinfarkt zu Hause und einen kleinen Gehirnschlag gehabt hatte. Nach vier Tagen fand mich eine Freundin. Die konnte mich am Telefon nicht erreichen. Und es hat immer jemand einen Schlüssel. Und die kam dann zu mir und hat mich einweisen lassen. Und da kam es halt raus, dass ich einen Herzinfarkt hatte und einen Gehirnschlag. Aber alles klein. Nur ist es halt der dritte kleine Herzinfarkt gewesen. Und dazwischen haben dreimal meine Nieren versagt. Aber ich lehne die Dialyse nach wie vor ab. Ich lehne die einfach ab, weil, die letzten drei HIV-Leute, die ich kenne, sind alle verstorben, nachdem sie an der Dialyse waren. Du büßt ja als chronisch kranker Mensch sowieso sehr viel Lebensqualität ein, also nicht nur finanziell, sondern auch körperlich und seelisch. Und Dialyse heißt: Du musst zweimal in der Woche hin, du brauchst einen Tag für die Dialyse, zwei Tage geht es dir total schlecht, dann geht es dir vielleicht einen Tag gut, dann musst du wieder an die Dialyse. Das heißt, du hast wieder drei schlechte Tage. Und das will ich nicht.

Also: Wie geht es mir heute damit? Ich meine, es kann sich niemand vorstellen, was das heißt: Zehn Jahre lang ringst du einfach zweimal im Jahr mindestens um dein Leben im Grunde genommen. Du nimmst Medikamente ein, regelmäßig. Du hast Nebenwirkungen, auch gut sichtbare Nebenwirkungen. Und für die Psyche ist es ein Wahnsinn. Also spielst du mit dem Gedanken und sagst: Nein, also danke, ich kann nicht mehr, ich bin müde, ich mag keine Tabletten mehr nehmen, ich ... Leckt mich alle am Arsch, auf gut Deutsch gesagt, ich gehe. Du bist ja immer am Kämpfen. Aber man hat ja auch gute Freunde.

Ich meine, ich hatte halt das Glück, dass ich die Diagnose so spät erfuhr und nicht mit 20, also quasi schon einen Großteil meines Lebens gelebt hatte. Also, ich hatte zwar noch einiges vor und habe das immer noch vor, aber ich glaube, es ist ein Unterschied, wenn du das mit 20 erfährst, wo du noch die ganze sexuelle Entwicklung vor dir hast, oder mit 50, wo eigentlich die sexuelle Entwicklung nicht mehr so wichtig ist, sondern eher das Mentale und der Geist und das Gefühl. Mein Traum ist ... Ich weiß zwar noch nicht, wie ich das finanziere, da ich ja eine Grundsicherung bekomme. Also, ich bekomme vom Sozialamt 120 Euro, mehr nicht. Alles andere ist meine Rente, die ich mir erarbeitet habe. Und mein Traum ist und das mache ich auch, sofern ich nicht im Rollstuhl ende, dass ich nach Südvietnam fahre kommenden Winter. In Thailand und Indien war ich schon mehrmals, und es ist mittlerweile so touristisch, das mag ich nicht. Mir schweben eher so relativ leere Strände vor, lange Spaziergänge und nicht 100 000 Inder, die dann am Wochenende mit dem Bus kommen und die Touristen bestaunen. Ich meine (lacht), mich bestaunen zwar eh alle, weil ich schon fast 60 bin und alles hängt, aber trotzdem, allein das Gefühl ist nicht so nett. Und in Südvietnam, da gibt es viel Meer und viele kleine Inseln, ist allerdings wesentlich teurer wie Thailand jetzt, aber das ist halt so der Traum.

ANDREAS:

Da schalte ich mich aus

Andreas ist 39 Jahre alt und lebt in einer westdeutschen Groß-
stadt. Er ist in einer schwulen Beziehung mit einem ebenfalls HIV-
positiven Freund, der bereits Aids-definierende Erkrankungen
aufweist. Im Interview tritt Andreas recht forsch auf. Vor seiner
Infektion arbeitete er als Verkäufer in großen Warenhäusern. Im
Zuge der Infektion wurde er frühverrentet. Die finanzielle Auf-
wandsentschädigung, die für die Teilnahme an der Studie ange-
boten wurde, der dieses Interview entstammt, nahm er gerne an.
Doch schien es zugleich ein starkes Kommunikationsbedürfnis zu
sein, das ihn dazu brachte, sich für das Gespräch zu melden.

Seit 2003 weiß ich, dass ich positiv bin. Und ich habe das Ergebnis eigentlich ganz normal aufgenommen. Ich bin da schon zum
Arzt mit der Vermutung gegangen, dass ich's haben könnte, weil
ich da in der Leiste geschwollene Knötchen gefunden habe und
so. Und dann wurde das bestätigt. Und erst, als ich beim Arzt
raus war, als ich allein in meiner Wohnung war, war's ziemlich
heftig. Ich bin bestimmt zwei, drei Monate überhaupt nicht rausgegangen, ich hab mich total zurückgezogen, hab mit keinem gesprochen. Jetzt mittlerweile geht es. Wenn man ab und zu jemanden besucht im Krankenhaus oder so, dann rotiert es noch. Aber
ansonsten hab ich es gut weggesteckt, denke ich mir mal. Was soll
ich machen?
Ich hatte 2003 eine Beziehung, also so ein angehendes Ding halt.
Und wir haben ausgemacht, dass wir beide einen Test machen,

und dann wusste ich, ich bin negativ. Das war im Juni oder so, da war alles in Ordnung. Und dann im September war ich positiv. Ich kann also zu neunzig Prozent sagen, wer es war. Es gab da aber auch beim Sex eine Situation zu dem Zeitpunkt. Ich war verreist. Mir war langweilig und ich hab einen alten Freund getroffen. Und zack, zack, bumm. Und zu dem Zeitpunkt war eben kein Kondom im Spiel, weil ich nie gedacht hätte, dass in dem Kaff irgendwie jemand groß angesteckt ist oder so. Für mich war HIV eigentlich nie ein Thema, weil ich immer sehr, sehr aufgepasst hab. Und eigentlich bin ich ein Beziehungsmensch, ich war immer in Beziehungen. Aber es war halt gerade so ein Zeitpunkt. Ich war ein paar Jahre mit einem zusammen und das war dann vorbei. Und dann dieses angehende Ding ... Und ich hatte also gleich diese Sorge im Kopf und tatsächlich, so war's dann auch.

Ich hab den aber in dieser Situation nicht direkt darauf angesprochen, erst später am Telefon. Und da war er ganz komisch, der meinte dann: »Ja, das kann ich nur von dir haben, und du hast mich angesteckt und nicht ich dich.« Und mir ging es gar nicht darum, wer wen angesteckt hat. Ich mein, ich kann mir nix dafür kaufen, dass ich jetzt sagen kann: Okay, er war das. Das ist egal. Aber ich wollte ihn halt bloß darauf hinweisen, dass er zum Test geht. Der war noch nie beim Test und danach ging er dann. Und da hat er dann sein positives Ergebnis bekommen. Aber ich geh davon aus, dass er es war. Weil ich, ich weiß doch, mit wem ich Sex habe. Also zumindest ich weiß es. Es gibt ja viele, die wissen das nicht. Aber ich bin der Meinung, das sollte man schon wissen.

Die Erste, die ich angerufen habe, war meine Mutter. Und das war das Bescheuertste überhaupt. Das würde ich nie mehr machen. Die wollte dann gleich vom Arzt ein Attest, ob sie sich durch Besteck, Tassen oder das Übliche halt anstecken kann. Und das war für mich der Oberhammer. Und dann beim ersten Besuch sollte ich das nicht machen und das sollte ich nicht machen. Mittlerweile hat sich das gelegt. Ich hab dann mit meiner Schwester gesprochen und die ist total ausgeflippt, ist zu meiner Mutter und hat gefragt, ob sie noch ganz dicht ist. Seitdem geht's, aber trotzdem merkt man schon, dass sie halt angeekelt ist. Sie fragt auch ständig: »Du hast ja schon wieder ganz schön abgenommen, wie schaust du denn aus?« Aber dass ich abnehme, weil ich abnehmen will, das begreift sie nicht. Ich will nicht fett sein, ich will einfach schlank sein. Das hat nichts mit HIV zu tun. Ich nehm nicht ab wegen HIV, das ist doch Quatsch. Ich hab früher sehr viel mehr gewogen, mein Kampfgewicht war mal 121 Kilo. Heute früh hab ich gewogen 67 Kilo. Aber die denkt halt sofort, wenn du einen Pickel hast oder du hast mal eine Herpesblase oder sonst irgendwas, es ist schon ausgebrochen. Also ich liebe meine Mutter ohne Ende, aber für mich ist die nicht ganz dicht. Die hat immer was zu motzen und zu maulen und mischt sich überall ein. Und ich dachte, wenn sie weiß, der ist jetzt positiv, jetzt hat er noch fünf Jahre zu leben oder so, dann kriege ich mehr Aufmerksamkeit, Kuscheln und Nähe und so, das ist für mich sehr, sehr wichtig. Ich bin ein ziemlich liebesbedürftiger Mensch. Aber es war ganz gut so, jetzt kann sie mich am Arsch lecken. Also jetzt hab ich damit abgeschlossen. Es hat sehr lange gedauert. Ich hab ungefähr drei Jahre Therapie gemacht, alle zwei Wochen bei so einem Psychofritzen. Und jetzt hab ich damit abgeschlossen. Ich möchte auch nicht mehr, dass sie sich meldet oder so. Weihnachten probiere ich es jetzt noch einmal und dann ist gut. Da hab ich keinen Bock mehr drauf. Das langweilt mich.

Ich will jetzt richtig wieder leben. Die ganzen letzten Jahre, das hat nichts mit positiv zu tun, hab ich immer zurückgesteckt in meinen Beziehungen. Ich bin zwar ein Mensch mit einem ziemlich großen Mundwerk, aber im Endeffekt bin ich sehr, sehr schnell durchschaubar und verletzbar. Und das haben sehr viele Leute ausgenutzt. Und jetzt durch das HIV bin ich irgendwie manchmal egoistischer geworden oder so. Keine Ahnung. Ich mache einfach das, wo ich Spaß hab. Früher war das Leben zum Großteil schon die Szene und Weggehen und Darkroom oder sonst mal was, alles mal ausprobieren oder so. Da hab ich immer gesagt: Ach, Familie langweilt mich und Partys sind geil. Und jetzt, wo ich älter geworden bin, gibt's für mich wichtigere Sachen. Und ich werd auch ruhiger. Ich geh zwar noch gern weg, aber mir reicht's alle vier Wochen einmal oder so. Ich hab zwei Hunde, mit denen geh ich sehr viel raus. Und ab und zu mit dem Fahrrad, wenn's schön ist. Oder ich leih mir ein Auto, und dann fahr ich einfach weg in die Pampa oder so. Im Sommer hab ich mir ein Zelt gekauft und dann war ich zelten.

Mein jetziger Freund, mit dem bin ich jetzt ein Jahr und sieben Monate zusammen, also der sagt, ich hab Angst vor der Krankheit. Er ist seit sechzehn Jahren positiv, und wir haben uns erst letztens, letzte Woche oder so, darüber unterhalten. Und da sagt er, jedes Mal, wenn er krank wird oder es ist irgendwas, schalte ich mich aus, da kümmern sich andere Freunde um ihn. Er war auch schon im Krankenhaus, und da war ich innerhalb von eineinhalb Wochen nur einmal bei ihm im Krankenhaus. Ich würde zwar alles für ihn machen, ich mach auch alles für ihn und er für mich, aber wenn's dann speziell um die Krankheit geht ... Ich hab total Schiss, dass was passiert. Oder dann: Ich glaub ihm nicht, dass er Schmerzen hat oder so. Ich denke immer, der simuliert. Ich denke mir, man kann nicht jede Woche fünfzigtausendmal irgendwelche Schmerzen haben. Das geht mir so auf den Sack, weil ich halt nicht so weit bin. Und ich möchte dann leben und möchte rausgehen und möchte mal weggehen, essen gehen. Und bei ihm gibt's Phasen, da kann der sehr, sehr wenig machen. Seit zwei, drei Wochen hat er neue Medikamente, er hat so eine Umstellung bekommen, und das ist irgendwie ein wenig heftig.

Wir haben schon noch Sex normalerweise. Und der Sex ist total geil mit ihm, wenn der Sex mal da ist. Aber bei uns liegt's halt meistens daran, entweder er ist krank oder er ist schlapp oder er hat wieder irgendwelche Durchfallerkrankungen. Oder sonst irgendwas. Ich meine, dafür kann er nichts, und er gibt mir wirklich alles, was ich mir eigentlich wünsche. Aber es ist halt dieser eine Punkt dabei, wo ... Ich sag zu ihm immer: Ich kann doch nicht zu dir fünf Stufen weiter runterklettern, nur weil du schon weit heftiger unterwegs bist mit der Krankheit als ich.

Und da sage ich schon mal: Wenn ich jetzt fünf Jahre oder sechs, sieben Jahre mit dir so weiterlebe und dann bist du plötzlich weg, und dann fängt es bei mir an – ich hätte alles verpasst! Ich hab keinen Bock, mit solchen komischen Flecken da auf die Piste zu gehen.

Und das kann er nicht nachvollziehen. Ich sag immer zu ihm, dass er es ja gut hat.

Er ist seit 16 Jahren positiv, also länger als fünf Jahre geht's auf keinen Fall mehr gut. Ja? Weil es einfach Fakt ist. Es wär schön, wenn's länger wär, ganz klar. Aber man muss immer davon ausgehen, dass ... Also kann er sich im Endeffekt glücklich schätzen, dass er jetzt noch einen Beziehungspartner hat, der nicht gerade so scheiße ausschaut. Also, ich würde mir auch wünschen, wenn ich mal so weit bin, dass ich so jemanden hab. Aber ich bekomm nach dem so was nie mehr. Er ist halt so ausgemergelt. Ich schieb da Paranoia, dass ich allein bin, wenn's dann so weit ist. Beziehung ist mir wichtig, sehr, sehr wichtig. Das Schlimme ist, Schwule denken immer, sie haben eine andere Art von Lebensform. Das ist aber totaler Quatsch. Es ist im Endeffekt wie bei Mann und Frau. Das ist wie eine heterosexuelle Beziehung halt auch. Du musst für deinen Typen da sein und du musst dem vertrauen. Und solche Sachen halt. Ich bin vielleicht altmodisch. Im Endeffekt bin ich sehr, sehr altmodisch. Ich bin wahrscheinlich altmodischer als meine Mutter, was Beziehung betrifft. Na ja, so ab und zu mal ...

Bei mir ist alles gut, die Werte sind okay. Ich hab ab und zu mal Fieber, aber nur einen Tag lang. Viele denken, ich hab abgenommen wegen HIV, aber das ist ja totaler Quatsch. Ich hab einfach sehr viel gewogen damals, weil ich mich nicht genügend bewegt hab, ich hab im Büro am Tisch gesessen und hab nur gefressen wie ein Blöder. Und irgendwann war mal Schluss und ich hab gesagt, ich möchte abnehmen. Und diesen Kick vom Abnehmen, den hab ich heute noch im Kopf. Viele sagen zu mir, ich hätte eine Macke. Aber das finde ich jetzt nicht. Ich will bloß gut ausschauen, zumindest ein bisschen noch.

Meine größte Angst sind eigentlich die Schmerzen, wenn's mal anfängt. Aber noch schlimmer ist für mich der Verfall. Ich bin ein sehr sauberer Mensch, und wenn du dann merkst, es geht nichts mehr oder ich kann nichts mehr ändern, das wär für mich furchtbar. Ich glaub, da würd ich mich lieber umbringen, bevor ich dann irgendwie dahinvegetiere.

Ich möchte jetzt noch mal irgendwas aufbauen, damit ich sagen kann, irgendwann mal, wenn's zu spät ist: Ich hab aber das und das, also das und das hab ich erlebt, und das und das und das hab ich geschafft. Ich hab keinen Bock, wenn ich dann irgendwann einmal nichts mehr machen kann, dass ich dann dastehe und sage: Ach, ich hätte gern noch das gemacht und ach, das hätte ich gern noch gemacht. So was langweilt mich.

Aber es ist halt sehr, sehr schwer als HIV-Positiver. Vorher hab ich gearbeitet und hab auch gut genug verdient und konnte mir was leisten. Jetzt bin ich arbeitsunfähig, also nicht wegen HIV, sondern wegen anderer Sachen. Und ich kriege im Endeffekt, glaube ich, 450 Euro Rente. Na, die zahlen die Miete noch dazu, aber was ist das? Ich habe immer gearbeitet, auch im Ausland. Und dann zu sagen, okay, jetzt bin ich krank und will trotzdem noch ein bisschen leben, das fällt halt schwer. Aber das fängt ja schon mit den ganzen Medikamenten an ... So nächstes Jahr bei mir, sage ich mal. Mein Freund kann nichts mehr essen groß und wenn er was isst, dann kommt das hinten gleich wieder raus. Er hat chronischen Durchfall mittlerweile und nimmt immer mehr ab. Und er kriegt dann so Astronautenkost, das Drinkzeug, dass er wenigstens ein wenig sein Gewicht behält. Also, das musst du dir mal vorstellen: Der scheißt sich von oben bis unten ein auf gut Deutsch gesagt und alles. Und der Krankenkasse ist das völlig egal. Jedenfalls muss er alles selber kaufen und bezahlen. Und es wird ja nicht besser, es wird ja immer schlimmer. Wenn ich mal so weit bin, was bekomm denn dann ich? Einen Strick wahrscheinlich zum Aufhängen. So denk ich dann halt, das macht mir Angst. Wenn mein Freund weg ist, will ich weg aus K. Das kann zwar keiner nachvollziehen, aber für mich ist es halt so. Wir haben sehr, sehr wenig Kontakt zu anderen Schwulen. Wir haben zwar so einen ganz, ganz kleinen Freundeskreis. Aber mein Freund kann nicht oft weggehen, er schämt sich dann halt auch so. Und das schlägt alles so ein. Die anderen gehen noch weg und die rufen uns an, aber dann sagen wir: »Tut uns leid, es geht nicht.« Und irgendwann haben die keinen Bock mehr. Und infolgedessen, wenn mein Freund halt mal weg ist, steh ich ganz alleine da in K. Ja, und dann denk ich mir schon die ganze Zeit: Ich gehe wieder zurück, wo meine Schwester ist oder so. Da hab ich mehr Ruhe. Es ist sauber, ich hab meinen Wald, ich bin ein Waldmensch. Aber es scheitert immer am Geld. Wie soll denn ich mir einen Umzug leisten? Oder wie sollen wir uns einen Umzug leisten? Ich müsste das auch zum Großteil alles selber machen, weil er keine Kraft mehr hat. Ich würd's eigentlich gern machen, aber wie? Das ist immer so, ich kann Träume haben, wie ich will, es scheitert immer daran, die Träume zu verwirklichen, weil's einfach nicht funktioniert. Weil ein jeder Traum im Endeffekt irgendwie mit Geld zu tun hat. Ich würde gern mal in die Stadt gehen, um mir oder meinem Freund was Schönes zu kaufen. Es ist Weihnachten, ich würde ihn so gern überraschen. Ich hab keine großen Träume, aber mal essen gehen, meinen Freund zum Essen einladen, oder ich lade Freunde zum Essen ein. Oder ich geh mal ins Theater oder auch ins Konzert, oder was weiß ich was. Das kannst du alles nicht machen. Und ich hab wiederum auch keinen Bock zu sagen: Okay, ich bin jetzt HIV-positiv, jetzt hab ich kein Geld mehr, jetzt hocke ich mich in ein Positiv-Café oder ich gehe in die Positiv-Gruppe und dort fange ich das Töpfern an. Ich habe keinen Bock, nur mit Positiven, Positiven, Positiven. Ich möchte ganz normal leben, früher konnte ich das ja auch. Ich war zwei-, dreimal im Urlaub, ich hab mir das leisten können und das leisten können. Und jetzt geht halt nichts mehr. Ein Sechser mit Zusatzzahl im Lotto, das ist mein Traum. Quatsch. Ich habe nicht so große Träume, ich bin mittlerweile sehr realistisch. Was nützt mir das, wenn ich träume, träume, träume, und das klappt sowieso nicht! Ganz, ganz wichtig wäre für mich, dass ich mich mit meiner Mutter verstehe zum Beispiel.

Es gab Momente, also gerade bei uns in der Beziehung, da wusste ich nimmer weiter. Er ist zweimal am Tag ohnmächtig umgefallen oder sonst irgendwas, und dann kam er auf die Intensivstation. Das war ziemlich hart. Und es gab Zeiten, da hab ich niemanden gehabt, keinen, der mir geholfen hat. Ganz am Anfang wusste ich nicht, wo das Krankenhaus liegt. Oder wenn es am Monatsende war, und ich kann meinem Mann keine Medikamente kaufen, die sind sehr teuer, irgendwo brauche ich Hilfe. Die Aidsstiftungen, die sammeln, sammeln, sammeln und dann, wenn du mal hinkommst zur Aidsstiftung und sagst, du brauchst Hilfe, dann sagen sie: »Da hast du zehn Euro.« Das find ich ein wenig seltsam. Unter Hilfe verstehe ich irgendwas anderes. Unter Hilfe verstehe ich, wenn mein Mann im Bett liegt und sich nicht bewegen kann, dass da mal jemand kommt und nach ihm schaut, dass mal jemand mit ihm einkaufen geht oder auch mal zum Arzt geht oder schaut, dass er eben die Medikamente wieder bekommt. Aber da muss der HIV-Kranke, der sich kaum bewegen kann, dann noch seinen Arsch hochheben und muss sich dann in der Aidshilfe reinsetzen und eine Stunde warten, damit er dann mal für fünf Minuten ein Gespräch kriegt und dann zwanzig Euro in die Hände gedrückt kriegt: Kauf dir mal was zu essen.

Ich sag nicht jedem, dass ich positiv bin. Ich mache Safer Sex, das ist ja wohl klar. Aber ich zähl es nicht zu meiner Verantwortung, jeden darüber aufzuklären, dass ich HIV-positiv bin, nur weil ich mit dem eine Stunde ficke. Jeder erwachsene Mensch und jeder Schwule weiß: Wenn ich heut ohne Gummi ficke, kann es sein, dass ich mich anstecke mit irgendwas. Und da ist jeder auf sich allein gestellt, finde ich.

JONAS:

Da will ich nicht dazugehören

*Jonas ist 31 Jahre alt und lebt zusammen mit seinem 15 Jahre
älteren Freund in einer norddeutschen Großstadt. Er entstammt
einem bürgerlichen Milieu, in dem Schwulsein, wie er erzählt,
noch recht stigmatisiert sei. Zu dem Interview, das an einem neu-
tralen Ort an der Universität stattfindet, kommt er in einem
dunklen Anzug direkt von der Arbeit, die im Hotelbereich liegt.
Er scheint stark bemüht, einen äußerst gepflegten Eindruck zu
machen. Im Interview stellt er selbst viele Fragen zu HIV und
Aids und der Wirksamkeit der Medikamente. Er nutzt offensichtlich diese Gelegenheit, sich selbst zu informieren, um mehr
über die eigene Erkrankung zu erfahren.*

Ich habe mein Testergebnis im Februar 2007 bekommen. Und
dann bin ich erst mal zusammengebrochen, direkt dort in der
Praxis. Ich hab mit allem gerechnet, aber nicht damit. Als Sohn
aus gutem Hause! Ich war auch in der Szene unterwegs, aber ich
habe mich nie einer bestimmten Szene zugehörig gefühlt, so einer
Schublade.

Es fing damit an, dass ich im September 2005 Zahnfleischpro-
bleme hatte und eitrige Ausbrüche an den Fingern und an den Ze-
hen, wo man sich nur vorstellen kann. Ich hatte Streptokokken,
und es war von vorn bis hinten einfach nur widerlich. Meine
Hausärzte haben mir ganz normale Medikamente gegeben, und
ich hab das wieder in den Griff bekommen. Dann hab ich im Dezember eine Stirnhöhlenentzündung bekommen und wieder ho-

hes Fieber und mir ging es überhaupt nicht gut. Ich hab wieder für drei Wochen Antibiotika bekommen und alles.

Ein guter Freund hat mir dann gesagt, ich soll mal den Arzt wechseln, da würde doch irgendwas nicht stimmen. Damals war es ein guter Freund und jetzt ist er mittlerweile mein Freund. Es wurde damals immer wieder Blut abgenommen, und die haben mir gesagt: »Ja, Sie haben zu wenig rote Blutkörperchen, Sie müssen mehr Eisen essen und Vitaminpräparate.« Ich hab dann angefangen, mich gesund zu ernähren und so weiter, aber es wurde nicht besser. Und dann bin ich halt zu dem anderen Arzt gegangen, den mein Freund mir empfohlen hatte, aber da wusste ich noch gar nicht, dass das ein Immunologe ist, sondern halt nur ein guter Arzt. Und der hat dann einen HIV-Test gemacht. Das war ja nicht mein erster und ich hab gesagt: Ja gut, von mir aus. Mir ging es zu der Zeit auch beruflich gar nicht gut, und ich hab das immer mit anderen Sachen begründet, warum ich nicht wieder auf die Beine komme. Das war für mich immer ganz schlüssig. Aber der neue Arzt hat mir dann knallhart gesagt, dass ich HIV-positiv bin. Und das war ein Schock!

Aids war für mich vorher nie ein Thema. Also, ich habe gewusst, dass es das gibt und wie man sich schützt, keine Frage. Aber ich habe nie jemanden kennengelernt, der HIV-positiv war, also nie wissentlich, und ich hab mich nie eingehend mit Therapien und so beschäftigt. Ich wusste nicht mal, dass es Medikamente gibt. Das war für mich eine komplett andere Welt damals. Das klingt jetzt ziemlich arrogant, aber Positive waren für mich damals so kaputte Typen, die durch die Clubs ziehen und in Darkrooms → *Barebackpartys* mitmachen. Da gehörte ich ja gar nicht dazu, das gab's in meiner kleinen heilen Welt eben gar nicht. Positiv zu sein war für mich auch gleichgestellt mit sozialem Abstieg, mit dem Verlassenwerden von Freunden und Familie, mit gesundheitlichem Abbau und Tod. Ich hab halt automatisch diese Bilder aus den 8oern rausgeholt, diese furchtbaren Bilder und Vorurteile. Ich hatte auch gar keine Lust, mich genauer zu informieren, das hab ich für mich einfach ausgeschlossen. Das gab's für mich nicht. Ich hätte mit jeder Krankheit gerechnet, mit Leukämie oder irgendeiner »schicken Krankheit«, mit der man auch in der Öffentlichkeit irgendwie besser umgehen kann. Und dann das.

Es ist für mich immer noch seltsam. Immer wenn von HIV-Positiven oder Aids-Kranken die Rede ist, muss ich mir selbst in Erinnerung rufen, dass ich ja dazugehöre. Ich hab das für mich sicher noch nicht verarbeitet, aber ich habe es für mich, meine ich, gut gelöst, ich habe es einsortiert. Ablage und weg. Ich lebe jetzt schon virenfrei, ich habe mich informiert. Ich bin glücklich mit dem, was ich tue. Bei meinem Arzt mach ich alle drei Monate Labortests, und manchmal sehe ich andere Leute im Wartezimmer und da sind meine Vorurteile gleich wieder da. Von denen distanziere ich mich irgendwie, da will ich nicht dazugehören.

Durch die Infektion, oder dass ich davon weiß, hat sich mein Leben komplett verändert. Ich glaube, dass ich heute sehr viel bewusster lebe, dass ich versuche, mein Leben noch mehr zu genießen. Ich bin einfach dankbar für jeden Moment. Insofern war die Infektion sogar gut für mich, ich hab jetzt Prioritäten gesetzt. Also, ich arbeite zum Beispiel nicht mehr so viel, ich bin privat sehr glücklich geworden und ich bin sehr unternehmenslustig geworden. Das war ich früher zwar auch, aber in ganz anderem Maße, und heute hat mein gesamtes Leben einfach eine andere

Qualität bekommen. Viele Freunde, mit denen ich früher um die Häuser gezogen bin, habe ich bewusst ausgegrenzt oder ich hab zu vielen Menschen nicht mehr so engen Kontakt. Ich hab mir bewusst einen neuen Freundeskreis aufgebaut, die wissen teilweise auch, dass ich HIV-positiv bin, und die gehen damit fantastisch um. Ich hab das Gefühl, im letzten Jahr um zehn Jahre älter geworden zu sein. Vielleicht bin ich dadurch erwachsen geworden.

Ich habe kein Problem damit, zu sagen, dass ich HIV-positiv bin, aber ich prahle auch nicht damit herum. Eigentlich spreche ich selten über meine Krankheit. Also wenn, dann mit meinem Arzt oder mit meinem Therapeuten. Auch mit meinem Freund spreche ich selten darüber, weil es im täglichen Leben eigentlich fast keine Rolle mehr spielt. Die Tabletten und so gehören einfach dazu, fast so wie Zähneputzen. Das beeinträchtigt mich ja nicht. Mit meinem Therapeuten spreche ich vielleicht schon öfter darüber. Den hat mir mein Hausarzt empfohlen, weil ich im letzten Sommer und Herbst große Probleme hatte. Ich hab ständig gekotzt, mit war ständig schlecht und ich hatte Magenkrämpfe. Ständig hing ich über dem Klo. Ich hab das damals auf die Medikamente geschoben, ich hab gedacht, mein Magen rebelliert dagegen, oder die Leber kann es nicht verarbeiten oder was auch immer. Mein Arzt hat mich dann ein bisschen ausgefragt, und es ist witzigerweise immer nur dann passiert, wenn mein Freund dabei war. Nie, wenn ich daheim war oder mit Leuten unterwegs, da konnte ich alles ohne Probleme essen, da war alles wunderbar. Und mein Arzt, der ist ein ziemlich direkter Mensch, der hat mir dann eine Schnelldiagnose hingeklatscht und mir eine Therapie empfohlen. Und die mache ich jetzt auch seit sechs Wochen, und es liegt tatsächlich nicht an den Medikamenten, sondern an anderen Geschichten, die ich jetzt langsam aufarbeite.

Als ich meinem Freund damals von dem Testergebnis erzählt habe, hat er mich einfach nur in den Arm genommen. Ich hab Rotz und Wasser geheult, und er hat einfach nur gesagt: »Scheiße, ich hab's geahnt.« Er kannte sich aufgrund seines Alters einfach besser aus und er hat sich damals, als Aids bekannt wurde, ganz anders damit auseinandergesetzt als ich später. Er hat vielleicht die Symptome damals ganz anders gedeutet als ich und er hat mich dann ja auch zu diesem Immunologen geschickt. Er hat dann auch gleich einen Test gemacht, aber er ist negativ. Und jetzt, ja, jetzt leben wir irgendwie glücklich zusammen. Ohne ihn hätte ich das letzte Jahr nicht so gut überstanden, ich wär nicht so schnell aus dem Loch herausgekommen. Ohne ihn hätte ich vielleicht auch gar nicht so schnell mit den Medikamenten und der Therapie angefangen, ich hätte mich vielleicht gar nicht informiert. Und er hat mich damals wachgerüttelt und macht mir auch heute noch bewusst, dass ich ein verdammt glücklicher Mensch sein kann, trotz allem.

Meiner Familie habe ich es aber nicht gesagt, und ich werd's ihr auch nicht so bald sagen. Die Entscheidung hab ich relativ schnell getroffen. Manchmal hab ich das Bedürfnis, aufzuspringen oder auf den Tisch zu hauen, wenn irgendjemand irgendeinen Unsinn erzählt und sich über Positive oder die Krankheit echauffiert, aber ich hab dazu nicht Courage. Ich würde gern sagen: »Verdammte Scheiße, ich hab's auch.« Da hab ich vielleicht noch zu viele Vorurteile auch mir selbst gegenüber, die ich ja früher auch hatte gegenüber HIV-Positiven. Ich will es auch meiner Mutter nicht antun. Ich weiß, dass sie mich nicht fallen lassen würde, sondern unterstützen. Aber sie wohnt halt in einem kleinen Dorf. Da ist das ein absolutes Tabuthema. Es ist schon ein Wunder, dass ich offen schwul leben kann, wenn ich da jetzt noch einen draufsetze und das Klischee bestätige: schwul und Aids, das möchte ich einfach niemandem antun. Auch auf meiner Arbeitsstelle weiß keiner, dass ich HIV-positiv bin, das ist ein kleines Unternehmen und ein konservatives dazu. Ich habe noch ein paar Freundinnen, die es wissen und die mich auch sehr unterstützen, wenn ich es brauche. Aber Gott sei dank muss ich nicht ständig darüber sprechen. In den ersten vier Wochen war das noch anders, und da sind sie auch ständig gekommen und haben gefragt, wie es mir geht. Das hat sich aber mittlerweile alles wunderbar eingependelt. Es ist halt so, und man spricht nicht ständig drüber. Ich habe überhaupt kein Problem, dass einige Freunde davon wissen, aber ich würde mich damit nie auf die Straße stellen oder so. In den ersten Wochen nach der Diagnose habe ich drei-, viermal am Tag diese Plakate gesehen, auf denen verschiedene Positive zu sehen sind, junge, alte und so. Daran bin ich wahrscheinlich früher ständig vorbeigefahren und habe es nicht bemerkt, erst als ich selbst die Diagnose bekommen hatte. Aber ich könnte das selbst nicht machen, das ist mir zu offensiv. Ich hab einfach Angst. Ich glaube, viele Positive haben Angst, dass sie in eine bestimmte Schublade gesteckt werden, ich hab ja früher auch so gedacht. Erst jetzt sehe ich allmählich, das kann jeden treffen, es spielt überhaupt keine Rolle, wohin du gehörst oder woher du kommst oder was oder wer du bist. Ich weiß ja auch nicht genau, wie ich mich infiziert habe.

Ich hab aber schon eine Vermutung. Ich kann das relativ gut eingrenzen. Mein Hausarzt hat mir gesagt, dass diese Krankengeschichten damals, die Streptokokken und diese furchtbaren eitrigen Ausbrüche, quasi eine frische Infektion gewesen sind. Dass sich die Infektion direkt so geäußert hat. Und wenn das stimmt, dann ist es bei mir der klassische Fall von One-Night-Stand gewesen: Einen aufgegabelt, besoffen bis nach Bagdad, und direkt mit nach Hause genommen. Safer Sex nicht bis zum Schluss praktiziert, weil man ja nur geil und voll war und alles wunderbar. Und in dem Moment war's auch schön. Und am nächsten Morgen war der weg und hat mir wohl ein Souvenir dagelassen. Ich wüsste nicht mal, wie ich den hinterher ausfindig machen sollte. Oder ob ich das überhaupt wollte. Ich denke manchmal, ich hätte die Verantwortung, es ihm zu sagen oder ihn zu bitten, sich testen zu lassen, denn er ist ja ein 99-prozentiger Kandidat, auch positiv zu sein. Aber ich wüsste gar nicht, wie ich reagieren würde, wenn der einfach sagte: Wusst ich schon.

Mit meinem ersten langjährigen Freund habe ich mich damals nach drei Jahren Beziehung testen lassen und nach dem negativen Ergebnis haben wir keinen Safer Sex mehr praktiziert. Da waren wir uns auch ganz sicher damals, wir waren uns treu, und da ist auch nie einer ausgebrochen oder so. Wir wollten das auch beide so. HIV war also schon ein Thema in der Beziehung, und dann hatten wir das Ergebnis schwarz auf weiß, wir waren beide negativ und konnten uns austoben. Auch nach dieser Beziehung habe ich bei One-Night-Stands immer Gummis zu Hause gehabt und darauf geschaut. Ich glaube nicht, dass man bei einem One-Night-Stand direkt das Thema Aids oder HIV anspricht, aber ich war immer der, der einen Gummi geholt hat oder es dem anderen gesagt hat. Warum es ausgerechnet bei diesem einen nicht so war, kann ich nicht mehr nachvollziehen. Von dieser Pille danach habe ich damals gar nichts gewusst. Hätte ich's gewusst oder hätte ich gleich einen Test gemacht, hätte ich die wahrscheinlich genommen. Aber ich wusste es ja nicht besser. Ich habe seitdem nie wieder einen One-Night-Stand gehabt.

Als ich dann mit meinem jetzigen Freund nach der Diagnose Sex hatte, hatte ich schon Panik. Tu mir nichts, komm mir nicht zu nahe, pass bloß auf, und hast du vielleicht eine offene Stelle im Mund – alle diese irren Gedanken. Ich hab mich da sehr verrückt gemacht. Und dann haben wir darüber gesprochen und jetzt praktizieren wir Safer Sex, es gibt auch verschiedene Varianten. Und es läuft alles wunderbar und großartig, wir haben schönen Sex mit viel Nähe.

Was mich belastet, ist der Gedanke, was die Medikamente mit mir anstellen. Ja, ich halt die Krankheit in Schach, ich nehm vier Pillen am Tag und fertig. Aber so einfach ist es ja nicht. Ich weiß nicht, was in zehn Jahren ist, ob meine Leber noch lange so mitmacht. Ich weiß nicht, ob das so toll ist, viermal am Tag solche Medikamentenhämmer zu schlucken und so zu leben, als wäre nichts gewesen.

Früher hab ich, wenn ich aus dem Haus gegangen bin, an den Schlüssel, das Handy, den Geldbeutel gedacht, und heute denke ich an Schlüssel, Handy, Geldbeutel und ein Päckchen mit den Tabletten, das ist ganz selbstverständlich geworden. Ich nehme vier Tabletten am Tag, zwei morgens, zwei abends. Ich hab manchmal ein schlechtes Gewissen, weil ich sie nicht regelmäßig im 12-Stunden-Rhythmus einnehme, sondern manchmal plus minus zwei Stunden. Besonders am Wechsel von der Woche zum Wochenende und umgekehrt tu ich mich schwer. Oder manchmal hab ich sie doch nicht dabei oder ich will direkt nach dem Büro ins Kino oder so. So eine Single-Pille, eine am Morgen, das wär schon schick. Aber eine vergessen hab ich noch nie, da bin ich ganz stolz auf mich.

In zehn Jahren hab ich vielleicht Knochenschwund oder irgendeine fiese Fettverteilung oder weiß der Teufel was. Das ist die Angst, die mich sehr belastet. Ich kann die immer wieder mal verdrängen, wenn ich meine Ergebnisse von den Labortests bekomme. Im ersten halben Jahr habe ich die jeden Monat gemacht und seit Kurzem in einem dreimonatigen Rhythmus. Aber das ist mir eigentlich fast zu wenig. Ich muss es einfach schwarz auf weiß haben: Es ist alles in Ordnung, die Virenlast ist nicht nachweisbar, die Werte sind top. Ich muss das sehen. In den Tagen zwischen Blutentnahme und der Besprechung beim Arzt mit den Ergebnissen habe ich immer noch Angst. Und ich habe immer wieder Angst, was ist, wenn die Medikamente aufhören zu wirken, was ist, wenn dein Körper sie nicht mehr verträgt, oder was passiert, wenn du noch eine andere Krankheit bekommst? Im letzten Herbst hatte ich einen ganz schlimmen Moment. Ich hatte einen Ausschlag. Und der Arzt schaut mich an und sagt: »Vielleicht hast du dir die Syphilis eingefangen.« Und ich hab nur gesagt: »Ich weiß nicht, was Sie von mir wollen.« Ich war verzweifelt. Wir haben dann sofort alle Tests gemacht. Ich war supernervös. Und Gott sei dank war es nur ein normaler Ausschlag. Aber man beobachtet sich schon selbst ganz anders, jeder Pickel wird mikroskopisch untersucht. Ich bin auch ein wenig zum Hypochonder geworden, weil ich mir immer sofort Gedanken mache, dass das mit dem HIV zusammenhängt: Das hättest du jetzt nicht, wenn du nicht HIV-positiv wärst. Und das finde ich schon sehr belastend. Und das ist eben auch der Moment, wo ich Angst habe, in eine Schublade gesteckt zu werden. Einfach der Gedanke: Du hast HIV, dann hast du auch Syphilis, dann hast du alles, was dazugehört zu dieser Schwulenseuche. Und dann denke ich: Nein, das habe ich nicht! Wenn ich jetzt darüber spreche, kommt es mir unwirklich vor, aber ich muss mir immer wieder sagen: Ich habe HIV, sonst nichts! Ich hab auch Angst vor anderen Krankheiten, vor Syphilis und so, weil ich denke, dass ich das dann nicht so locker wegstecke, dass ich ganz ernsthaft daran erkranke und es Ewigkeiten dauert, bis ich's wieder los hab. Die Arzthelferin hat damals gleich gescherzt: Ach, dann kommst jetzt öfter, du brauchst jeden Tag Spritzen. Aber nein, verdammt, ich hab das nicht! Jetzt kann ich darüber lachen, aber es belastet mich eben schon auch.

Ich habe auch mehr Angst vor dem Altern, weil ich nicht weiß, wie das weitergehen wird mit den Medikamenten. Ich habe Angst davor, dass sie eines Tages bei mir nicht mehr helfen und ich Knall auf Fall an Aids erkranke und diese ganzen furchtbaren Symptome erleben muss. Und vielleicht werde ich im Alter auch allein sein, es gibt ja keine Garantie dafür, dass mein Freund und ich immer zusammenbleiben. Und dann mit HIV ...

Am Anfang hatte ich Probleme mit meinem Arzt, weil der immer mit allem so Knall auf Fall kommt, auch mit der Diagnose damals. Da hab ich schon gedacht im Nachhinein: Das hätte man auch behutsamer beibringen können. Aber jetzt bin ich ihm sehr dankbar, er hat mir halt unglaublich geholfen im letzten Jahr. Er war immer für mich da, ich hab ihn immer anrufen können, wenn ich das Gefühl hatte, ich muss ihn sprechen. Er hat mir ja auch die Therapie empfohlen. Ganz unbürokratisch hat er mir ein bisschen auf die Sprünge geholfen, er ist ein sehr ehrlicher und sehr direkter Mensch. Als ich nach der Diagnose psychisch nicht oben auf war und nicht weiterwusste, hat er mir gesagt: »Hör zu, jetzt gibt es keine Diskussion, du machst, was ich dir sage, oder du suchst dir einen anderen Arzt.« Er hat mir einfach sehr klargemacht, was passieren kann. Und ich hatte ja auch immer Angst, gebrechlich zu werden, ich hab mir die schlimmsten Bilder von mir ausgemalt, als Aidskranker im Endstadium ohne Haare auf dem Kopf im Krankenhaus. Ich hab dann auch keine Sekunde darüber nachgedacht, sondern sofort die Therapie begonnen. Er hat mir auch eine HIV-Beratungsstelle empfohlen. Das war zu der Zeit, wo die Medikamente langsam bei mir anschlugen und es mir langsam besser ging. Aber die sahen es mir ein bisschen zu locker da: Nimm ein paar Medikamente, dann ist alles wunderbar. Das ist mir zu einfach. Das find ich fast sogar ein bisschen gefährlich. Es ist halt immer noch eine furchtbar tödliche Krankheit, und tagtäglich sterben was weiß ich wie viele Menschen. Das müssen wir uns in Deutschland bewusst machen. Sie haben mir dort auch gesagt, dass ich erst mal ein Jahr ohne Medikamente leben solle und mir Gedanken machen solle, ob ich Medikamente nehmen will oder nicht. Ich denke manchmal, wenn wir da alle ein bisschen mehr gezwungen würden, das eine oder andere zu machen, würde es vielleicht dem einen oder anderen besser gehen.

Ich wünsche mir, dass ich eines Tages ganz offen über die Infektion sprechen kann, dass ich eines Tages vielleicht ein Vorbild sein kann für viele andere, die gerade infiziert sind und erst mal in ein tiefes Loch fallen. Die könnten mich dann vielleicht als Anker sehen oder so. Und ich würde ihnen sagen, dass es gar nicht so schlimm ist. Ich würde irgendwann mal vielleicht in die Beratung gehen, wenn ich selbst damit abgeschlossen habe, mit meiner Therapie und meinen Zweifeln. Manchmal denke ich schon, dass es kein Zufall ist, dass ich HIV-positiv geworden bin, vielleicht ist es so gewollt, ein Wink des Schicksals oder so. Denn eigentlich hat sich bei mir alles positiv entwickelt, seitdem ich positiv bin. Ich weiß nicht, wo ich heute wäre, wenn ich die Diagnose nicht bekommen hätte. Die Therapie hat ja auch wunderbar angeschlagen bei mir, und ich habe auch akribisch genau gemacht, was in der Packungsbeilage stand, wie es sich gehört. Ich hatte keine Nebenwirkungen und nach acht Wochen war ich virenfrei. Ich habe mich gefragt: So einfach geht das? Ich war selbst sehr überrascht von dieser relativ schnellen Methode – des Wegschiebens.

Ich denke, dass ich noch lange nicht alles weiß über diese Krankheit. Es gibt noch so viel, was ich wissen könnte oder sollte. Ich möchte mich z. B. noch mehr informieren, über Langzeitstudien und so, ich möchte nichts verpassen. Mir geht es ja fantastisch und ich habe keine Probleme. Mein ganzes Leben hat sich komplett gedreht. Ich mache jetzt Sport, einfach auch, weil es glücklich macht. Ich verbringe mehr Zeit mit mir selbst und tu, was mich glücklich macht. Aber ich habe halt einfach noch viel zu viel Angst und Panik. Eine Selbsthilfegruppe, das wäre womöglich eine gute Sache. Irgendwie dabei zu sein, sich auszutauschen, das würde mir bestimmt guttun.

IRENE:

Man hätte das verhindern können

Irene ist 41 Jahre alt und wohnt in einer norddeutschen Groß-
stadt. Sie ist im südlichen Afrika geboren und aufgewachsen, lebt
jedoch seit über 20 Jahren in Deutschland. Sie hat insgesamt fünf
Kinder, das älteste ist Mitte zwanzig, das jüngste zwei Jahre alt.
Aufgrund einer früheren Ehe mit einem Deutschen hat sie auch
einen deutsch klingenden Nachnamen. Sie verheiratete sich er-
neut, mit einem Mann aus ihrer Heimat, der indes kurz vor seiner
Ankunft in Deutschland starb. Aus ihrer Erzählung wird deut-
lich, dass dies wohl durch HIV geschehen ist, auch wenn sie es
letztlich nicht beweisen kann. Ihre eigene HIV-Diagnose hat sie
nach der Geburt ihrer jüngsten Tochter erhalten, die sie mit ihm
hatte. Auch die Tochter ist mit einer HIV-Infektion zur Welt ge-
kommen. Das Interview findet in den Räumen einer Aids-Bera-
tungsstelle statt, über die auch der Kontakt zu ihr zustande ge-
kommen ist.

Ich kann mich genau daran erinnern. Es war zur Geburt meines
Kindes. Ich war immer krank, habe die ganze Zeit gehustet. Die
Rippen haben richtig gedrückt und ich konnte keine Luft mehr
bekommen. Dagegen habe ich dann Antibiotika bekommen.
Aber so ging das nicht weiter. Denn ich habe auch Gewicht verloren. Immer und immer wieder wurde ich getestet. Für alle möglichen Untersuchungen wurde mir Blut abgenommen. Einen
HIV-Test hat der Arzt jedoch nicht durchgeführt. Er hat mich einfach nicht aufgeklärt. Dabei habe ich meine ganze Schwanger-

schaft bei ihm gemacht. Bis zum Ende. Als es mir auch nach der Geburt immer schlechter ging, wurde ein Test auf HIV gemacht. Das hat sehr lange gedauert. Ich glaube, bis zu sechs Wochen musste ich darauf warten. Die Geburt war im April und diese Untersuchung war dann im Juni. Am 2. Juli 2008 habe ich schließlich das Ergebnis bekommen: HIV. So kam es dann erst spät mit der Geburt heraus, dass ich mit HIV infiziert war und das Kind damit auch.

Nach der Diagnose bin ich erst einmal umgefallen. Für mich war die Welt einfach zu Ende. Ich habe nichts mehr gehört. In der ersten Minute habe ich gedacht, vielleicht ist das ein Traum, vielleicht habe ich einfach nur schlecht geträumt. Ich habe nichts wahrgenommen. Erst später bin ich wieder langsam aufgestanden.

Es ist mein fünftes Kind. Alle anderen vier Kinder sind gesund. Sie sind im Nachhinein auch getestet worden, ihnen fehlt nichts. Meine Kinder sind alle in Deutschland geboren und sie sind alle gesund.

Man hätte die Infektion meines Kindes verhindern können. Man kann Medikamente nehmen. Man kann einen Kaiserschnitt machen, dann ist das kein Problem. Aber so bin ich tief betroffen und frage mich, warum der Test nicht gemacht wurde, obwohl mein Blut immer und immer wieder, jeden Monat, abgenommen und ins Labor geschickt wurde. Und keiner ist auf die Idee gekommen, das auf HIV zu testen, obwohl ich doch eine Farbige bin. Normal muss das sofort Aufmerksamkeit bekommen. Das Ganze ist sehr, sehr bitter. Du gehst dahin, und es zahlt die Krankenkasse und alles, dass einfach alles gut läuft. Und wenn einer dann nicht die Augen aufmacht ... Da braucht nur einer zu schlafen und dann war das alles umsonst ... Und ich habe eben auch meinem Arzt vertraut. Warum er den Test nicht gemacht hat? Ich habe keine Idee. Vielleicht hat er gedacht, dass ich einfach schon lange in Deutschland lebe. Dass, weil ich in Deutschland lebe, so etwas wie HIV dann nicht mehr passiert. So, glaube ich, hat er gedacht. Und ich habe einen deutschen Namen, einen deutschen Mann, und die Deutschen sind immer gesund. Aber wenn das zum Beispiel ein anderer Name gewesen wäre, dann vielleicht hätte er dem irgendwie Aufmerksamkeit geschenkt, weil ich Ausländerin bin.

Als ich das Testergebnis bekommen habe, war ich bereits verwitwet. Mein Mann ist 2007 gestorben. Er ist eine Woche vor der Geburt meiner Tochter gestorben. Er ist in Afrika gestorben. Ich war in Deutschland und konnte nicht einmal zu seiner Beerdigung. Ich habe nur den Totenschein abholen müssen, wegen meiner Unterlagen. Darauf stand, dass er an einer Lungenentzündung gestorben ist. Ich habe also keinen richtigen Beweis, dass es HIV war.

Mein Mann ist also am 20. gestorben und meine Tochter ist am 29. geboren. Ich sollte eigentlich am 22. das Kind bekommen, aber wegen diesem Schock ist es, statt rauszukommen, dringeblieben (lacht).

Auf jeden Fall habe ich von der Klinik eine Adresse bekommen von einer Spezialklinik, wo ich mal hingehen sollte. Da habe ich mich beraten lassen, was auf mich zukommt und so weiter. Und gleich mit der Therapie angefangen. Bis jetzt habe ich keine Hilfeangebote bekommen, wo ich Leute treffen kann, die vielleicht genauso betroffen sind wie ich, dass ich dort teilnehmen kann und mich einfach mal so informiere, wie man mit diesen ganzen Sachen umgehen kann. Da wurde mir nichts empfohlen. Ich habe nur meine Beschreibung bekommen, was ich alles nehmen muss. Das nehme ich jetzt bis auf Weiteres. Es gibt wohl Schlimmeres. Auch weil es kein Zurück mehr gibt. Muss ich mal so sagen. Und versuchen, mich abzulenken. Und weiterzuleben. Dahin zu kommen, das war schwer und heftig. Ich habe mir Gedanken gemacht: Wie soll es weitergehen? Ich war ja in einer schwierigen Situation und als Erstes wollte ich überhaupt nicht mehr leben. Weil alles ja keinen Sinn mehr hatte. Dann habe ich einfach eine Freundin angerufen, meine beste Freundin, und habe ihr erklärt, wie das bei mir ist. Und dann hat sie mir gesagt: »Ja, das tut mir leid, dass dir das so gegangen ist, aber stell dir mal vor, ich habe meine Nachbarin verloren, die hatte Krebs und vieles mehr. Die konnte nichts mehr machen. Du bist nicht die Einzige.« Sie hat mir gesagt: »Du musst einfach durchhalten. Das Leben geht weiter. Schau nicht zurück. Schau nach vorne.« Und das habe ich einfach versucht. Ich lebe jetzt einfach nach vorne und schaue nicht nach hinten zurück. Schauen wir mal, wie es so weitergeht.

Ich habe auch meinen Kindern Bescheid gesagt, dass ich HIV habe. Auch meinem Freund habe ich das gesagt, der weiß das auch. Mein Freund war auch schockiert. Als erste Reaktion. Es hat lange gedauert, bis er es akzeptieren konnte. Von meiner Familie wussten sie alle, dass man das nicht verstecken muss, und man sollte das auch wissen, das ist schon wichtig. Die nehmen das auch ernst. Die nehmen das ernst und die kümmern sich um mich, wenn was ist, und die sehen, dass ich einfach sitze und nichts machen kann. Dann fragen sie mal: »Ja, kann man für dich was tun oder kann man wenigstens was zusammen unternehmen?« Auf jeden Fall ist das schon eine große Hilfe für mich. Einfach, dass ich nicht alleine bin ...

Auf jeden Fall gibt es jetzt viele Unterschiede. Früher war ich immer gesund. Früher, als ich noch nicht HIV hatte, hatte ich einfach viele Möglichkeiten. Ich konnte viel unternehmen. Jetzt muss ich jedes Mal daran denken, meine Medizin zu nehmen. Das ist kein gutes Gefühl. Das darf man einfach nicht vergessen. Ich werde dadurch immer an die Krankheit erinnert. Das ist schon schwierig, das alles zu akzeptieren, zu verstehen, dass es einfach so ist und so bleibt. Das ganze Leben muss so gehen, bis man ... Die beste Medizin wäre, dass diese Krankheit überhaupt nicht mehr existiert. Ich bin Christ. Ich glaube. Ich habe einen Glauben an Gott. Und so glaube ich, es gibt eines Tages Medikamente, die einfach diese Krankheit heilen, wie die anderen Krankheiten auch.

Ich habe jetzt ein Kind. Schauen wir mal, wie es weitergeht. Das Kind geht demnächst in den Kindergarten, also im September ist ein Kindergarten fällig. Ob ich in meinen alten Beruf wieder gehen kann, weiß ich nicht. Ob ich die Chance habe oder nicht. Ich habe früher Reinigung gemacht und die letzten Jahre habe ich als Zimmermädchen gearbeitet. Derzeit bekomme noch Arbeitslosengeld, wegen des Mutterschutzes. Eine Rente meines verstorbenen Mannes gibt es auch nicht. Finanziell ist das natürlich sehr, sehr wenig, das Arbeitslosengeld und das Kindergeld.

Meine Infektion ist wahrscheinlich vom Sex gekommen. Bis jetzt bin ich noch nie operiert worden. Ist ja vielleicht auch ein Übertragungsweg wegen Blutarmut oder Bluttransfusion und so weiter. Oder über eine Nadel. Aber ich nehme keine Drogen. Wie gesagt, es kann nur einfach der Sex sein. Zum Beispiel Sex ohne

Gummi. Aber wenn jemand verheiratet ist, kann man nicht mit dem Gummi schlafen, ich war eine verheiratete Frau und ich habe mit meinem Mann geschlafen. Dazu habe ich das Recht. Und wenn er schon krank war und ich nichts davon wusste, dann habe ich einfach Pech gehabt, oder?

Ich wünschte, jeder Mann oder jede Frau würden sich alle sechs Monate testen lassen. Besonders die schwangeren Frauen, auch wenn sie gesund sind. Das ist sehr, sehr wichtig. Dass jede Frau, jede schwangere Frau sich einfach testen lässt. Ich finde, mein Frauenarzt hat alles versaut. Und er hätte das einfach verhindern können. Ich habe später noch einmal mit dem Arzt gesprochen. Bei der Nachuntersuchung nach der Geburt habe ich ihn gefragt, ob bei mir in der Schwangerschaft nicht auf HIV getestet wurde. Und er hat gesagt einfach, er weiß nicht. Ja. Ich habe ihm gesagt: Ich bin aber jetzt HIV-positiv. Das ist alles, was ich ihm gesagt habe.

PETER:

Ich sag immer schnell, dass ich HIV habe

Peter ist 45 Jahre alt und lebt in einer westdeutschen Großstadt. Er meldete sich auf eine Anzeige in einer schwulen Community-Zeitschrift, auf die ihn ein Freund aufmerksam gemacht hatte. Es ist ihm wichtig, aus seiner Erfahrung etwas zu der Frage, wie das Leben mit HIV heute aussieht, beizutragen. Zu dem Gespräch, das in Räumen der Universität stattfindet, kommt Peter direkt vom Einkaufen. Er hat eine große Tasche mit einem Paar Schuhe und einem Hemd dabei und wirkt leicht überdreht, was sich auch in der lebhaften Erzählung widerspiegelt.

Ich kenne viele, die an Aids gestorben sind. Sehr viele. Sehr, sehr viele. Und es sind ja auch so viele berühmte Leute an Aids gestorben, Künstler: Klaus Nomi zum Beispiel. Oder dann Rock Hudson, der Frauenliebling. Also, für mich fehlt eine Generation. Mir fehlen da schon meine Bekannten und Freunde. Ich bin ja damals weggegangen von M. für ein paar Jahre, und als ich zurückkam, hatte M. sich nicht geändert, bloß meinen Freundeskreis, den hab ich nicht mehr gefunden. Und das war traurig. Wenn man gefragt hat: »Ja, wie geht's denn dem?« – »Äh, der ist gestorben.« Ich kenne auf jeden Fall noch dieses Vollbild, was wir heute gar nicht mehr so sehen. Man hat die Leute früher auch einfach mit Medikamenten vollgepumpt, man dachte: Viel ist gut, und sie wussten ja am Anfang auch nicht, wie was medikamentös wirkt oder nicht wirkt. Und auch heute gibt es ja noch Nebenwirkungen. Es ist wie ein körperliches Burn-out, wenn man soundso viele Jahre Tabletten nehmen muss. Es ist eine innerliche Chemo, das geht aufs Hirn, es geht auf den Verstand, man wird depressiv. Man sollte sich da nicht nur auf die Tabletten verlassen, man sollte dann auch eine Gesprächstherapie anfangen.

Ich differenziere immer, mit wem ich über HIV und so spreche. Ich war letztens in so einem Workshop, das war sehr wichtig, weil ich sehr lang im Krankenhaus war. Und es gibt Leute, die verstehen nicht diesen Unterschied zwischen HIV-positiv und Aids. Und ich finde, das sollte man schon differenzieren. Ich sag auch nicht: »Ich habe Aids.« Weil, ich hab ja kein Aids. Ich bin HIV-positiv, ich bin infiziert. Und darauf lege ich sehr viel Wert.

Das sehe ich auch sehr gut in meiner Familie. Meine Familie denkt auch, bis auf meine Schwester, die ist ja modern und sehr jung eigentlich, aber meine Mutter zum Beispiel sagt, wenn mal einer an den Folgen von Aids gestorben ist: »Ja, Aids hast du ja auch.« Da sag ich: »Nein, ich hab kein Aids, ich bin HIV-positiv.« Das sollte man den Leuten vielleicht mal klarmachen, dass Aids das Endstadium ist, dass man also da nicht mehr helfen kann. Wenn wir jetzt es dagegen rechtzeitig erkennen, da gibt es einfach noch Hilfe, Lebensverlängerung.

Das war damals natürlich so ein Thema: Wie sage ich es meiner Mutter oder meiner Familie? Es ist ja nicht so, dass es ein kaputtes Auto ist und das kann man wieder reparieren. Ich war zu ihr einfach ganz krass. Ich hab gesagt: »Ich möchte mal mit dir sprechen.« Sie wusste, dass ich schwul bin, also schwul lebe, mit einem Mann zusammenlebe. Und sie fragte: »Um was geht's denn, hast du Probleme?« Ich: »Ich hab keine Probleme, aber du wirst jetzt gleich ein Problem haben. Ich bin HIV-positiv.« Und sie wusste damit nichts anzufangen. Mit diesem Ausdruck HIV-positiv. Sie fragte: »Was ist das denn?« Und ich: »Ja, bei euch, bei den Heten, sagt man Aids.« Und dann wechselte meine Mutter die Farbe und fing das Heulen an. Ich hab gesagt: »Ja, aber es ist nicht schlimm, es ist jetzt halt so.« Und da hat sie gesagt: »Bitte geh, ich muss darüber nachdenken.« Da wurde ich mehr oder weniger rausgeschmissen. Dann hat sie meine Schwester angerufen und gesagt: »Ich schmeiße jetzt alle Sachen weg, die er angefasst hat.« Weil sie wirklich der Meinung war, was jemand, der HIV-infiziert ist, also Aids hat, angefasst hat, muss man wegschmeißen, weil, das sind Bakterien.

Man muss irgendwie den Menschen wieder beibringen, es ist zwar eine Krankheit, aber sie ist nicht so schlimm wie Hepatitis oder irgend so etwas, was ja mittlerweile noch schlimmer ist. Ich meine, wir haben das schon ganz gut in den Griff bekommen. Es ist keine ansteckende Krankheit, solange ich keinen Sex habe. Also eher hole ich mir einen Schnupfen oder irgendwas, als positiv zu werden. Ich glaube, in der schwulen Szene ist das Thema sehr präsent, weil eigentlich ja jeder irgendjemand kennt, der positiv ist. Aber trotzdem habe ich den Eindruck, dass das immer noch irgendwie ein bisschen tabuisiert ist. Und von vielen gerne verdrängt, weggeschoben wird, auch gerade von den Jüngeren, aber nicht nur. Die jungen Menschen wachsen ja ganz anders auf, die sind natürlich nicht mit dieser Aufklärungskampagne groß geworden. Ich meine, es gibt ja auch genügend unwissende Leute, die das einfach nicht interessiert, Desinteresse einfach. Also ich meine, das ist einfach Unwissenheit, Aufklärung fehlt und die Informationen sind einfach nicht mehr so offen zugänglich, sondern die gibt's nur noch in diesen Beratungsstellen.

Ich war mir ziemlich sicher, dass ich positiv bin. Ich hab das natürlich sehr, sehr lange hingeschoben. Aber dann kamen die ersten Erscheinungen, weil ich ja auch gearbeitet hab und natürlich immer müde war. Und der Arzt: »Wollen wir nicht mal einen Test machen?« Und ich hab gesagt: »Ach, ich kenn das Ergebnis doch sowieso.« Sagt er: »Ja, aber es wär mal gut, wenn wir jetzt mal einen Anfang machen.« Und ich sag so zum Arzt: »Also ich komm einfach vorbei, wenn die Ergebnisse da sind.« Und ich ruf nach drei Wochen an und frage: »Sind die Blutwerte da?« Sagt er: »Ja, ist alles da, komm vorbei, nimm dir aber ein bisschen Zeit mit.« Also dachte ich mir, dann ist es ja klar. Und bin hingegangen und hatte Recht gehabt mit meiner Vermutung, ich bin positiv. »Aber«, sagt der Arzt: »Du hast noch gute Helferzellen. Die Viruslast ist hoch, aber das Gute an der Sache ist, du hast gute Helferzellen, also brauchst du dir nichts drüber zu denken.« Dann fing es natürlich an, ja, was sind jetzt Helferzellen und was ist Viruslast? »Also eine Last«, sagt er, »das belastet, Helfer, die helfen. Also, ein normal gesunder Mann oder Mensch hat soundso viel Helferzellen, und eine Viruslast, das sind die Angreiferzellen, das sind die Bösen und belasten das einfach. Dagegen kann man aber was tun, dagegen kann man Medikamente nehmen, dann kann das auch wieder verschwinden.« Und ich hab gesagt: »Ja, und was machen wir jetzt?« Sagt er: »Ja, ich weiß natürlich nicht, was für dich gut ist oder nicht gut ist, jetzt probieren wir mal eins aus. Kann aber sein, dass du das nicht gut verträgst, sei es dass du Durchfall oder so was bekommst, das ist am Anfang normal, weil der Körper sich ja erst mal drauf einstellen muss. Aber es kann sein mit der Fettverteilung und, und, und.« Und er sagte: »Aber du kannst erst mal weiterleben.« Und dann hab ich halt gesagt: »Okay, dann gib mir ein Rezept.« Dann sagt er: »Ja, jetzt probieren wir erst mal was aus.« Und dann hab ich die Pillen gesehen und dann hab ich mir gedacht: Wie sagte schon Nina Hagen? Alles so schön bunt hier, ich kann mich gar nicht entscheiden. Und dann hab ich am Anfang das mit diesen Zeiten nicht so richtig hinbekommen. Das fand ich schrecklich. Immer zu bestimmten Zeit eine bestimmte Pille zu nehmen. Und dann bin ich zum Arzt und hab gesagt: »Nee, das mach ich nicht.« Hab's abgesetzt nach einem halben Jahr.

Aber dann hatte ich auf einmal fast eine Million Viruslast und Helferzellen nur noch 580. Dann sagte der Arzt: »Das geht auch noch, du hast so viel Glück, dass das nicht ganz weg ist ...« Und dann haben wir wieder angefangen mit der Therapie. Da habe ich aber wieder das Erbrechen angefangen, also nicht jetzt wegen den Tabletten, sondern wegen den anderen Tabletten wegen meiner Leber, das muss dann alles kombiniert werden. Leber und Tabletten, die Leber darf nicht überbelastet werden. Dann nimmst du eine Tablette, damit die andere Tablette wirkt, da nimmst du dann die andere dafür, dass die nicht die Leber angreift. Und da hab ich halt eine Zeit lang sehr viel Antidepressiva genommen und Schlaftabletten, was natürlich die Leber belastet. Aber das hab ich wieder ganz gut in den Griff gekriegt.

Nach der Diagnose hab ich mich getröstet: Es gibt genug Herzkranke, die auch täglich eine Pille nehmen müssen. Oder es gibt schlimmere Krankheiten. Ich meine, dann hat man ja immer irgendwelche Ausreden parat. Also stell dir mal vor, du hättest jetzt nur ein Bein oder einen Arm oder du wirst doof. Es ist Blödsinn, ich lach jetzt auch drüber, man sucht sich dann halt irgendwie andere Opfer. Um sein eigenes Schicksal ein bisschen zu kaschieren, glatt zu ziehen oder den Fleck zu vertuschen. Ist ja so ein Fleck, auf einer weißen Sache drauf, wenn man das so schön umschreiben darf. Der aber nicht mehr rauszuwaschen geht. Der ist da. Wie man so schön sagt: Ein Krug, wenn der gebrochen ist, ist der gebrochen. Den kann ich zwar zusammenkitten, aber irgendwann fällt der mal zusammen. Und dann, sterben muss jeder mal. Mein Leben hat sich eigentlich dadurch nicht sehr viel geändert. Also, ich habe Probleme mit der Leber, auch vorher schon, wegen Alkohol. Und das war halt das Einzige. Ich war also nie irgendwie HIV-bedingt krank. Nie, nie. Ich habe immer irgendwas anderes gehabt. Bloß an dem bin ich nie erkrankt. Ich meine, das ist natürlich auch eine Folge davon, diese Tabletten, dieser Leberschaden, der große. Aber ich sag mir: Das ist ja nicht nur, weil ich jetzt positiv bin, sondern es war natürlich auch das andere Drumherum. Das hätte jeden anderen genauso treffen können. Aber ich hab mich da Schritt für Schritt informiert über HIV, Bücher, Internet, hab natürlich auch sehr viele Freunde, die selbst Longtimesurvivor sind, und mit denen gesprochen. Ich bin in die Beratungsstelle, hab mich mit anderen Menschen getroffen, und das fand ich schon sehr positiv. Ich hab dann auch in Göttingen im Waldschlösschen mal dann solche Schulungen um Leben mit HIV mitgemacht. Das fand ich absolut interessant. Und sah dann eigentlich die Menschen mit ganz anderem Auge, ich hab die ganz anders beobachtet. Ich bin kritischer geworden, also mir selbst gegenüber kritischer. Ich hab mein Schubladendenken irgendwie ein bisschen eingestellt. Ich hab Leute in meinem Umkreis, alles beobachtet und gemerkt, was Freunde sind. Es haben sich einige auch getrennt von mir, als ich dann offen und ehrlich gesagt hab: »Ich bin positiv.« Ich wollte das wissen, ausloten: So, wer bleibt jetzt noch bei dir, wer nicht? Und ich meine, Freunde hast du nicht viele. Wenn du zwei Stück zusammenkriegst, sind es sehr, sehr viele. Bekannte habe ich sehr viele gehabt, weil ich ja auch in der Szene immer ausgeholfen hab. Die haben sich dann oft einfach zurückgezogen. Aber das hab ich abgeschüttelt, das ist Unwissenheit, hab ich gesagt.

Und wie gesagt, das Positive daran ist auch, dass ich einfach mal über mich nachgedacht habe, mein Leben eigentlich anders eingestellt hab. Ich bin so ein bisschen Buddhist, und da habe ich mich dann mit anderen Augen gesehen. Ich muss damit leben, aber ich sollte mit meiner Krankheit auch gut umgehen. So gut, wie ich zu meinem Körper bin, ist mein Körper zu mir. Vorher habe ich immer gesagt: Ich möchte nicht unbedingt mein Körper sein, was ich ihm jetzt wieder alles zugeführt habe. Heute sag ich: Also, ich könnte eigentlich ganz gut ich sein.

Ich dachte mir immer so: Ich bau mir auch eine gewisse Familie auf, also, Familie ist nicht jetzt das, was vielleicht Otto Normalverbraucher unter Familie versteht. Partnerschaft ist mir sehr wichtig. Und da gehören Liebe und Sexualität sehr eng zusammen. Für mich ist das schon sehr wichtig. Wenn ich einen kennenlerne, sage ich eigentlich ganz schnell, dass ich HIV habe. Relativ schnell. Ich möchte die Pflanze, wenn die keimt, möchte ich die dann keimen sehen. Und nicht dann auf einmal abbrechen. Also sagen wir jetzt mal, als Beispiel, wir lernen uns kennen und dann find ich dich nett und wir können uns wieder sehen, und ja, komm, lass uns doch mal bei mir zusammen kochen. Oder wollen wir mal zusammen ins Kino gehen oder können wir zusammen mal essen gehen? Ich find dich sehr nett, ich find dich sehr sympathisch, und lass uns doch einfach mal einen Abend schön zusammen verbringen. Und dann würde ich das anbringen. Also innerhalb von vier Wochen, ja. Dann hab ich die Gewissheit, er kann damit leben oder er kann nicht damit leben oder er braucht Bedenkzeit. Ich hab schon alle Reaktionen erlebt, Abneigung, Vorwürfe, alles.

Ich glaube, es ist einfacher, mit einem Positiven in einer Beziehung zu sein. Der versteht dich viel besser, vom Kopf her. Also, wenn ich jetzt einen Partnerschaftsbogen ausfüllen müsste und da steht: Ist es Ihnen wichtig, ob Ihr Partner positiv ist oder nicht? Da würde ich ankreuzen: egal, aber es wär mir wichtig, dass es mein Partner weiß, und es wär auch natürlich schon für mich einfacher im Augenblick, wenn der positiv wäre, weil der vom Kopf her das dann besser auffassen kann, meine Gefühle und meine Situation, meine Emotionen einfach. Und wir leben anders, die Positiven leben ganz anders. Das hab ich gemerkt, weil jetzt viele schon zu mir gesagt haben: »Du hast dich echt zum Positiven verändert.« Es ist so, dass du es genießt, jeden Tag. Jeden Sonnenstrahl, dass du neue Menschen kennenlernst. Also, ich beobachte viel mehr, ich genieße es einfach wieder. Ich nehme es nicht mehr so selbstverständlich einfach hin. Und ich finde es traurig eigentlich, im Nachhinein, dass das erst passieren musste. Das hätte ich vorher auch haben können, aber ob ich das dann genauso hätte, ich glaube nicht.

Im Krankenhaus war es schlimm. Ich lag ja im Koma, weil meine Leber so reagiert hat. Also eigentlich dürfte ich jetzt hier gar nicht sitzen. Da war es aus, ja, da ging gar nichts mehr. Ich hab mich nur auf das Nötigste konzentriert. Und da habe ich mir ein Buch geholt. Bringen lassen von meinem Ex, der mich sehr gut verstanden hat. Komischerweise habe ich mit meinem Ex eigentlich ein sehr gutes Verhältnis, der dann mir ein Buch gebracht hat, also ein weißes Buch. Leeres Buch. Und da habe ich dann versucht, zu schreiben. Am Anfang waren es Hieroglyphen. Aber ich konnte es lesen. Jetzt kann ich's nicht mehr lesen. Damals konnte ich's lesen. Und so hab ich mir dann wieder das langsam aufgeschrieben, für mich war das schlimm. Ich hab mir gesagt: »Du kannst es ja nicht mehr, Junge, du kannst es nicht mehr.« Und ich hab die Worte nicht mehr …, ich wusste, was es ist, aber ich konnte es nicht sagen. Ich hätte nicht mehr zu dir sagen können: »Du heißt jetzt Christoph oder Stefan oder Klaus.« Wo ich dann ja zum Schluss nicht mehr schreiben und nicht mehr lesen konnte, das war für mich schrecklich, das war sehr, sehr, sehr traurig und ich hab sehr, sehr viel geweint. Aber dann auf einmal ging mein Mundwerk wieder, und das haben die dann gemerkt, wo ich frech wurde. Da hab ich gesagt: »Ich geh jetzt hier raus.« Es heißt ja Krankenhaus und nicht Genesungshaus. Und die dann: »Oh, ihr geht's wieder gut, der Prinzessin geht's wieder gut.« Na ja, da war ich mal drei Tage draußen, und dann war ich wieder drin. Der Körper wehrt sich dann, der lässt nur noch bestimmte Sachen zu. Und das war halt von der Psyche her, die Psyche schaltet sich dann auch ab.

Als ich jetzt im Krankenhaus war, haben sehr viele Ärzte Probleme gehabt mit HIV. Wenn ich in eine Schwerpunktpraxis gehe, gibt es kein Problem. Aber sehr viele Jungärzte haben Probleme. Ich hatte hier auch ein sehr großes Problem in der Dermatologie. Da waren Schwestern, die eine hat sich gleich drei Paar Handschuhe angezogen. Und der Oberarzt dann: »Sie dürfen ja nicht vergessen, Sie sind infektiös.« Und ich: »Also, ich bin nicht infektiös, mein Blut ist infektiös«, hab ich gesagt, »aber auch nur das Blut, ich selber nicht.« Ich sage: »Wo stammen Sie denn her? Hinterm Mond gleich links, dritte Etage rechts?« Sagt er: »Ja, aber Sie sehen das ja sehr einfach.« Und ich: »Sicher, weil das so ist, Sie sind nicht aufgeklärt, lesen Sie mal.« Und meistens kamst du dann als Letzter im Krankenhaus dran. Weil die Geräte dann noch mal hundertprozentig gereinigt werden. Du wirst im Krankenhaus auch anders behandelt, weil du natürlich eine andere Infektionsstufe hast, du bist ja auch teurer dann. Aber deine Behandlung ist mieser denn je. Du hast Krankenpfleger, die dich dann teilweise verstehen. Aber ich hab auch so eine Schwester Rabiata gehabt, nach dem Motto: Was soll's, der krepiert. Einer weniger.

Ich bin jetzt Frührentner, ich bekomme Erwerbsunfähigkeitsrente. Alt werden bedeutet, jemandem was mitteilen zu können, wie man gelebt hat. Erfahrungsaustausch, mit den Erfahrungen leben und damit umzugehen. Was würdest du tun, wenn du noch mal zwanzig Jahre zurückgehen könntest und noch mal anfangen? Und ich hab jedes Mal gesagt: Es gibt zwei Sachen in meinem Leben, was ich nicht mehr tun würde, sonst würde ich alles noch mal tun.

Ich war schon immer ein Kämpfer, und ich kämpfe gerne. Aber ich kämpfe mit dem Kopf und nicht mit der Faust. Ich schlag mal mit der Faust auf den Tisch, wenn ich sag: »Jetzt muss was geändert werden!« Aber ich würde nie einen Menschen schlagen wegen seiner Meinung.

Ich möchte eigentlich, dass es so bleibt, wie es ist. Dass ich vielleicht ganz neue Freunde kennenlerne. Und dass vielleicht der eine kommt. Ich suche nicht, weil, den suchen darf man nicht. Der kommt, wie ein Buddha oder so was, der kommt zu dir, steht

dann auf einmal da: Ach ja, sehr schön. Und mehr Verständnis
für alle. Das ist ein Wunsch.

Mein Spruch war immer wie von Fassbinder: Schlafen kann ich,
wenn ich tot bin. Das ist so ein Lebensmotto von mir gewesen.
Schlafen kann ich, wenn ich tot bin, ja.

VOLKER:

Es ist eigentlich ganz normal

Volker ist 35 Jahre alt und lebt offen schwul in einer ostdeutschen Großstadt. Ein guter Freund von ihm, der zwei Wochen vorher bereits ein Interview zu dem Thema HIV und Aids gegeben hatte, empfahl ihm, sich auch für ein Gespräch zu melden. Volker wirkt während des gesamten Gesprächs, das in Räumen der regionalen Aidshilfe stattfindet, sehr ruhig, fast zurückhaltend. Nach vielen unterschiedlichen Tätigkeiten arbeitet er gerade freiberuflich im Bereich der Weiterbildung.

Ich wurde 2001 positiv getestet. Ich hab das Ergebnis erfahren, weil ich mich als Proband damals gemeldet habe für eine Medikamentenstudie für irgendwas. Und da machen die einen HIV-Test, um sich da abzusichern. Oder um zu wissen, wie die einen da einordnen. Und da hab ich dann die Nachricht gekriegt, das ist positiv gestestet worden. Das war ganz schrecklich für mich, weil ich bis heute nicht die Situation weiß, wo ich mir den Virus eingefangen habe. Ich kann mich einfach nicht dran erinnern, mit irgendjemandem ungeschützten Sex oder so was gehabt zu haben. Und dann wollte ich es halt genau wissen und bin dann zu einem richtigen Arzt, und der hat auch einen Test gemacht, und der war dann halt leider positiv.

Ich dachte nur: Das kann einfach nicht sein! Ich hab bloß gemerkt, dass ich halt teilweise mehr Erkältungen bekommen habe, aber das war auch Winter, da denkst du ja nicht gleich, dass du positiv bist. Und ich kann mich einfach an keine Situation erinnern, wo ich mich hätte infizieren können. Und dann, als ich das dann wirklich schwarz auf weiß hatte vom Facharzt, der sich auch auskannte, also der eine Schwerpunktpraxis hat, dann musste ich mich damit leider auseinandersetzen.

Ich mache noch keine Therapie, weil meine Werte in Ordnung sind. So alle drei Monate mach ich halt einen Bluttest, aber das ist alles im grünen Bereich. Es ist halt so und es ist nicht schön, aber es funktioniert immer noch so, dass ich keine Medikamente nehmen muss. Es ist eigentlich ganz normal. Ich war noch nicht richtig ernsthaft krank, meine Blutwerte sind okay. Also beschäftige ich mich jetzt nicht jeden Tag mit meiner Krankheit. So gehe ich eigentlich damit um. Da habe ich vielleicht einen guten Verdrängungsmechanismus und setze mich jetzt nicht permanent damit auseinander. Vielleicht wär's anders, wenn ich jetzt Therapie machen würde und morgens und abends Tabletten schlucken würde, aber vielleicht ist das dann auch so eine Routine.

Ich war mal mit einem Positiven zusammen für anderthalb Jahre. Aber ich glaub nicht, dass ich von ihm positiv bin, wir haben auch nur Safer Sex gemacht. Und er hat auch gleich am Anfang gesagt, er ist positiv. Das ist so ein Langzeitüberlebender, der macht irgendwie schon 15, 16, 17, 18, 19 Jahre eine Therapie. Als der sein positives Ergebnis bekommen hat, hat man zu ihm noch gesagt: »Na ja, mehr als ein Jahr geben wir Ihnen nicht mehr.« Aber sonst kannte ich eigentlich keinen, also bewusst kannte ich keinen. Und der Freund prägte auch mein Bild von Positiven damals. Das war nichts total Unangenehmes. Sondern ich dachte eher so: Es geht auch. Ich hatte ja das lebende Beispiel immer vor mir. Der nimmt halt seine Medikamente und es geht ihm gut. Er hat seinen Freundeskreis, er hat seinen Job, und er kann das irgendwie alles organisieren. Es ist schon aufgefallen mit dem Medikamente-Nehmen natürlich, aber das muss halt gemacht werden, sonst spielt der Körper nicht mit. Ich hatte keine Berührungsängste, aber nach anderthalb Jahren ist die Beziehung dann auch auseinandergegangen, weil ich trotzdem noch nicht bereit war, weiterzugehen. Ich hab irgendwie alles zusammengeschmissen. Es lief mit der Beziehung nicht mehr so richtig, und ich wollte irgendwas anderes. Und ich war noch nicht reif für jemanden, der so ist. Und da kam für mich natürlich das Argument: Na ja, der ist ja auch HIV-positiv. Aber das war nur so ein Teil, warum das nicht mehr weiterging, es war jetzt nicht so, dass das alles überdeckt hat. Ich habe mich vorher, vor meiner Infektion, auch nicht so groß mit der Krankheit beschäftigt, mit Therapien und so. Ich dachte ja: Ich hab's ja nicht. Mich hat das nicht betroffen. Ich hab halt nur Safer Sex gemacht, und damit hat sich das.

So viele Freunde wissen noch gar nicht, dass ich positiv bin. Eigentlich wissen das nur zwei Freunde jetzt. Ich bin jetzt erst langsam bereit, das irgendwie zu sagen. Und meine Eltern wissen es natürlich auch noch nicht. Es fehlt nur noch ein Freund, der es eigentlich wissen muss, und eine Freundin. Und die zwei, die es jetzt wissen, da hat sich nichts geändert. Also, gute Freunde hat man ja eigentlich so nur sehr wenig, wirklich gute Freunde. Und die anderen, das sind halt Leute, die ich für drei, vier Jahre kenne, denen habe ich das nicht gesagt. Hab ich auch nicht gemerkt, dass es so wichtig ist. Bei meinen Eltern wird der Zeitpunkt kommen, da werd ich ihnen das sagen müssen oder auch sagen, definitiv. Aber es ist jetzt noch nicht an der Zeit. Also, für mich ist es noch nicht der Zeitpunkt, wo ich das machen will. Ich bin noch nicht bereit, diese ganze Aufklärungsarbeit irgendwie zu leisten, was es ist: HIV und so und bla. Ich glaub, die würden nur Aids verstehen. Über HIV, da würden sie zum Beispiel erst mal komisch nachfragen. Das ist ja schon ein Unterschied. Und auf diese ganze Aufklärungsarbeit, da hab ich eigentlich keinen Bock drauf. Das würde mir zu viel Energie rauben jetzt gerade. Es muss ja irgendwie auch nicht sein, wenn's so jetzt erst mal weitergeht. Da ist ja auch kein Zwang dahinter, das unbedingt jetzt seinen Eltern zu sagen. Ich werde es meinen Eltern irgendwann mal sagen. Jeder so, wie er es für sich für gut hält, denke ich. Da gibt's keine Regel.

Freunde sind total wichtig. Für mich schon verdammt wichtig. Ohne die würde ich ja gar nicht existieren. Wenn man dann mal echte Probleme bespricht. Gerade, wenn man irgendwie keinen Freund hat, dann sind diese sozialen Kontakte, die sehr tief gehen, wichtig. Also, das hilft dann auch, oder es ist einfach total schön, dass da schon zwei, drei Leute sind, die man schon ganz lange kennt, auf die man sich auch wirklich verlassen kann und denen man vertrauen kann. Ich kenn auch andere von meinen Freunden, die ein bisschen entfernt sind, die haben das nicht, die haben nicht solche Freunde. Und die sind nun ganz alleine, das ist echt hart für die, denke ich, wenn man das so vergleichen kann. Und mit denen möchte ich nicht tauschen.

Mit dem Arzt spreche ich nicht groß. Wir besprechen die Werte, und sonst kommt bei mir eigentlich keine Frage auf. Es interessiert mich eigentlich nicht, es ist nichts Akutes da. Also ich hab da kein Aufklärungsbedürfnis oder eine Frage, die mir auf der Seele brennt. Sonst würde ich das den Arzt bestimmt fragen, definitiv. Ich vertraue dem sehr, bin ja schon so lange bei ihm. Und ich denke auch, weil er nun wirklich so eine Schwerpunktpraxis hat, dass er da auch kompetent ist oder eben auch in der Thematik so professionell ist, dass er jetzt mir nichts verschweigen würde oder so. Denke ich nicht. Wir haben ein großes Vertrauensverhältnis, obwohl es noch nicht genutzt wurde, eigentlich, das Vertrauensverhältnis, so richtig. Aber man hat die Möglichkeit, ich kann darauf zurückgreifen. Und wenn er die Frage nicht beantworten könnte, dann hätte er bestimmt in seinem Netzwerk Fachmänner und Fachfrauen.

Um die Zukunft mache ich mir eigentlich keine Sorgen. Momentan ist da eigentlich alles im grünen Bereich. Ich habe irgendwie relativ Geld, ich hab nicht viel Geld, aber ich hab Geld zum Überleben. Momentan bin ich Single. Ich weiß auch nicht, ob ich da noch jemanden kennenlerne, keine Ahnung. Da bin ich eigentlich nicht so verkrampft hinterher, also was passiert, passiert. Es wär natürlich schön. Ich überlege, was ich beruflich machen soll. Ich mache gerade so eine Weiterbildung, da weiß ich nicht, ob ich das dann ein Leben lang weitermachen möchte. Da bin ich total im Zwiespalt. Vielleicht will ich mal eine größere Wohnung haben oder ich will auch mal einen Führerschein haben und ein Auto haben. Oder ich will mal entweder freiberuflich sein oder halt einen Job haben, der mir dann Spaß macht oder so was. Das sind so die Träume oder die Ziele, die sich so irgendwie mal da irgendwo hinten befinden. Aber das ist so abhängig von tausend Faktoren. Das kann ich jetzt noch gar nicht sagen.

Und das Alter? Das wird bestimmt ganz angenehm werden. Na ja, da geht man halt nicht mehr so viel in die Szene, man hat ja alles schon mitgemacht. Irgendwie will man eigentlich jemanden haben an der Seite, mit dem man alt wird. Aber wenn es nicht passiert, dann hat man sich hoffentlich einen guten Freundeskreis organisiert. Das ist vielleicht noch viel wichtiger oder genauso wichtig, als wenn man da jetzt eine Beziehung hätte. Ich bin noch nicht alt genug, um das richtig einschätzen zu können. Aber es ist jetzt nicht so, dass ich denke: Hilfe, Alter, was ist denn das? Ich denke mir, da wird auch nicht so viel jetzt Nennenswertes passieren, wenn man dann 40 ist oder 45 oder so.

Mein Sex hat sich verändert, seitdem ich weiß, dass ich positiv bin. Davor hab ich auch nicht unsafen Sex gemacht. Und jetzt mach ich auch nicht unsafen Sex. Aber ich bin aufmerksamer. Es gibt Leute, garantiert gibt's halt welche, denen ist das scheißegal. Aber ich kann es nicht, da hab ich ein zu schlechtes Gewissen. Kann ich nicht. Und das ist jetzt, glaube ich, nicht altersabhängig. Ich denke wirklich: Ich hab genügend Viren alleine, ich brauch nicht noch mehr. Es ist so. Ich habe einen guten Freund, der ist auch positiv, und der kann das nicht so unterscheiden. Wir reden da offen drüber, und ich sag ihm immer: »Du hast einen Virenstamm, und er hat einen Virenstamm, und das kann sich vereinigen, und, und, und.« Und dann gibt's da so Hyperviren. Aber ich passe immer auf, auch wenn ja beim Sex der Kopf meistens ausgeschaltet ist. Und ich fühl mich dann immer eigentlich sehr wohl danach, darauf bin ich auch ziemlich stolz.

Das wird jetzt nicht extra thematisiert in der Situation. Wenn man mal irgendwelche One-Night-Stands hat oder Leute kennenlernt, das wird nicht thematisiert. Wenn ich jetzt einen Freund hätte, dann würde das thematisiert, in meiner letzten Beziehung wurde das auch angesprochen. Dann muss ich es irgendwann mal sagen. Wenn ich jemanden wirklich liebe und mit jemandem zusammen sein will, ich weiß, das ist ziemlich knallhart und schwierig, aber das muss dann irgendwie thematisiert werden von mir. Ich muss ihm das dann sagen. Ich bin da nicht so ein Arsch und halte den Mund. Das mach ich vielleicht für die ersten zwei, drei Wochen in dieser Kennenlernphase oder lass es auch erst im ersten, zweiten, dritten Monat passieren. Aber ich muss es dann irgendwann mal sagen. Das geht nicht anders.

Also, bei meinem letzten Freund war das so nach einem Monat oder nach zwei Monaten, da habe ich es gesagt. Der hat total cool reagiert, weil er auch keine Vorbehalte hatte in dem Fall. Der hat selber mal in einer Schwerpunktpraxis gearbeitet. Also, das war nicht so schwierig. Und wir waren danach auch noch ein halbes Jahr oder dreiviertel Jahr zusammen, und HIV war nicht der Grund, warum wir uns dann wieder getrennt haben.

Bei One-Night-Stands habe ich von meiner Seite nichts gesagt, das wurde auch nie von der anderen Seite thematisiert. Da wird dann ein Gummi benutzt, und damit hat sich das dann. Es wird automatisch gemacht.

Es wär bestimmt schön, wenn das nicht sein müsste. Das ist dann vielleicht so eine sexuelle Fantasie: Wenn es dann irgendwann mal ein Medikament oder eine Impfung oder weiß ich nicht was geben würde, dann auch mal ungeschützten Sex zu machen. Aber man kann ja nichts machen. Ich will's ja auch momentan nicht, oder ich kann's eigentlich auch noch nicht, wenn jemand das will. Da hab ich echte Schwierigkeiten mit.

LEWIS:

Ich habe dieses Superman-Syndrom verloren

Lewis ist 45 Jahre alt und lebt in einer süddeutschen Großstadt.
Er ist gebürtiger US-Amerikaner, lebt jedoch seit über 20 Jahren
in Deutschland. Das Interview findet bei ihm in der Wohnung
statt, die er sich mit seinem Freund teilt. Er ist sehr gastfreund-
lich, bietet noch vor dem eigentlichen Gesprächsbeginn Kaffee
und Kuchen an. Auch im Gespräch wirkt er aufgeschlossen, ant-
wortet sehr direkt und offen auf die Fragen, erzählt viele biogra-
fische Details aus seinem Leben. Immer wieder sieht man ihm
während des Interviews jedoch die Schmerzen an, die Folge sei-
ner HIV-Infektion sind: eine kurze schmerzverzerrte Grimasse,
das Humpeln beim Gehen. Seine Motivation für das Interview
sei das Gefühl, Verantwortung für andere übernehmen zu wol-
len, sagt er, damit diese sich nicht infizieren. Lewis arbeitet frei-
beruflich im künstlerischen Bereich.

Offiziell weiß ich seit Sommer 2002, dass ich HIV-positiv bin,
aber man ahnt das schon vorher irgendwie. Also, ich hatte schon
vorher das Gefühl, ich könnte es sein. Aber offiziell seit 2002.
Mein Arzt war auch mehr betroffen als ich selbst. Wir kennen
uns schon sehr, sehr lange, und fast musste ich ihn trösten, dass
ich jetzt positiv bin. Ich stand schon ein bisschen unter Schock,
aber ich hatte eben schon vorher so ein Gefühl: Irgendwann
musste es ja passieren. Ich war nicht sehr überrascht. Mein Arzt
war viel mehr überrascht als ich. Zu dem Zeitpunkt war ich in einer Beziehung, und ich wollte es einfach wissen, deshalb habe ich

den Test gemacht. Und ich habe ein positives Testergebnis nicht ausgeschlossen.

Mein Freund war positiv und die ganze Palette, Frührentner und so. Eigentlich war es ihm fast wichtiger als mir, den Test zu machen. Wir waren nicht stark genug, jedes Mal aufzupassen und zu sagen: Jetzt nehmen wir auch immer ein Kondom und den ganzen Zirkus. Er hatte dabei immer ein schlechtes Gewissen. Deshalb war es uns beiden wichtig, dass ich den Test mache. Ich habe dann gesagt: okay, vielleicht auch ein bisschen in der Hoffnung, dass wenn das Ergebnis positiv ist, dann werden wir halt zusammenbleiben können, so ein bisschen heile Frührentnerwelt. Das war natürlich völlig falsch, aber wenn man verliebt ist, dann denkt man auch nicht so klar, oder? Und kurz darauf sind wir trotzdem auseinandergegangen. Ich war hinterher auch total erschreckt, weil dann ganz viele Sachen rausgekommen sind über ihn: Drogen. Und er hat sich durch die Gegend gefickt und so. Ich war total überrascht. Einmal ist er so nett und es war eine total gute Stimmung in der Beziehung, und dann ist er ein Monster. Und ich habe versucht, diese Beziehung zu retten. Aber dann war Schluss. Und noch mal ein Versuch, er ist auf Händen und Füßen zu mir zurückgekrochen und wir waren noch mal zwei Monate zusammen, aber es passte einfach nicht zu meinen Vorstellungen. Ich wollte das nicht ein Leben lang.

Ich gehe auch davon aus, dass ich mich da in dieser Beziehung infiziert habe. Ich habe mich zwar regelmäßig testen lassen, anonym, weil ich auch nicht immer hundertprozentigen safen Sex hatte, ich sage da immer: relativ. In diesem Zeitrahmen, also während der Beziehung, habe ich mich wohl angesteckt. Ich muss auch sagen, in dieser Beziehung, also wegen dieser Liebe, war ich auch ein, zwei Mal passiv* beim Sex. Das mache ich eigentlich weniger, aber wenn du merkst, dass dein Partner so ein bisschen unglücklich ist, versuchst du einfach alles, ja? Ich habe mich da in eine schwächere Position begeben, wo eine Ansteckungsgefahr größer ist. Ich kann es nicht sicher beweisen oder wissen, aber ich bin mir schon sicher, es ist in dieser Beziehung passiert. Wenn du halt versuchst, mit jemandem, den du liebst, ein Leben lang zusammenzubleiben. Ansonsten habe ich mich immer ziemlich geschützt, die Chance, mich zu infizieren, war sehr niedrig.

Und dann war ich auch nicht überrascht, als das Ergebnis so war. Ich kannte das ja auch schon. Ich war in den 80er-Jahren in Kalifornien, in San Francisco, als das alles auch noch unentdeckt war. Also, als keiner so richtig wusste, was das ist. Und es sind auch Freunde von mir gestorben, da herrschte eine große Angst, man war gelähmt irgendwie, man hatte eine tierische Angst, auszugehen, die Wohnung zu verlassen und so. Man lebte in so einer Art Kondom, in einer geschützten Situation. Und dann ist das Ganze eskaliert, und auf einmal waren auch die Leute in diesem kleinen, geschützten Raum krank, einer nach dem anderen. Und es war ein bisschen so wie Hexenjagd, auch in der Community. Und die Aktiven, da glaubten einige an eine Verschwörung der Regierung.

Man wusste ja nicht so viele Sachen. Man behauptete dies und das, aber man wusste nichts. Und dann kam diese neue Entwicklung mit den Medikamenten. Und dann hatten die Leute fast mehr Angst, weiterzuleben als Frührentner. Die hatten mal dieses schöne Leben und mussten das erst wieder aufbauen und daran arbeiten. Es sind natürlich auch Leute gestorben, aber es war später nicht mehr so ein Todesurteil. Und davor hatte ich Angst: Verarmung und Einsamkeit und so, das wollte ich nicht. Ich hatte da auch so ein bisschen Ahnung, aber nicht richtig. Ich wusste, damit kann man leben, es gibt Medikamente und die haben auch Nebenwirkungen, aber es war mir ein bisschen schleierhaft. Man hat ja auch immer was gelesen und sich informiert, aber das war nicht meine Welt. Vielleicht kann man sagen, es stand für mich auf so einer Liste der furchtbaren Krankheiten, aber nicht an erster Stelle. Es gibt Sachen, die alle viel schlimmer sind, Krebs und so. Wovor ich Angst habe, ist, komplett auf die Hilfe von anderen angewiesen zu sein. Wenn die Beine nicht mehr funktionieren, die Arme nicht mehr, oder komplett erblindet zu sein. Das ist der Moment, wo man das versteht, wo das Gehirn sagt: »Das Virus hat so eine Wirkung.« Das ist furchtbar. Und Schmerzen. Davor habe ich Angst. Aber dafür gibt's ja Drogen. Man muss ja diese Schmerzen nicht haben. Da geht man zum Arzt, und da findet man schon was. Das Problem ist dann nur, du hast die Schmerzen nicht, aber diese Nebenwirkungen. Dann ist man vielleicht die Schmerzen los, aber man ist dann nicht mehr da. Ich kannte mal jemanden, das war schon ein starker Typ, sehr selbstständig und so weiter. Als der krank war, wurde er ein bisschen alleingelassen von Freunden. Der ist dann durch so eine bestimmte Therapie, und da wurde seine Persönlichkeit ein bisschen verändert. Der wurde viel aggressiver und teilweise auch benommen. Und durch diese Mischung aus manchmal neblig, manchmal aggressiv, hatte er viele Leute auch einfach weggeschoben von sich. Und am Ende ist er dann ganz allein gestorben. Davor hätte ich Angst.

Im Moment habe ich gesundheitlich eine ganz gute Phase. Vor einem Jahr hatte ich eine Gürtelrose, und das war für mich so eine

Art Auslöser. Ich bin jetzt immer regelmäßig, also fast regelmäßig, beim Arzt und mache die Bluttests und so. Ich achte ein bisschen auf meinen Körper. Vorher hatte mich auch keiner so richtig aufgeklärt, die Ärzte meine ich. Die haben die Tests gemacht und gesagt: Die Helferzellen sind so und das ist so. Und das war's. Der Arzt hat dann mal gesagt, dass wir uns das mal überlegen müssen wegen Therapiecocktail und so, aber ich habe gesagt: »So lange ich gesund bin, brauche ich das nicht«, wegen der ganzen Nebenwirkungen. Und dann war es zu spät, dann kam so ein richtiger Schlag mit Gürtelrose und mit Lungenentzündung, und ich wurde ins Krankenhaus eingeliefert. Das war ganz irre. Es war ein Freitag, und ich habe gesagt: »Nein, das geht nicht, ich muss arbeiten und so.« Aber ich bin dann trotzdem ins Krankenhaus und die haben gesagt, ich hätte sonst das Wochenende nicht überlebt. Die haben mich dort getestet, und ich hatte genau drei Helferzellen, denen hätte ich Namen geben können. Das war für mich dann, vier Jahre nachdem ich wusste, dass ich positiv bin, so ein richtiger Schlag. Und dann hatte ich auch was mit den Augen, und die haben mir Infusionen gegeben, so riesige Dinge, wie Drogen, so richtig schönes giftiges Zeug. Und das hat nicht funktioniert. Und dann etwas anderes. Und es hat wieder nicht funktioniert. Dann hat sich die Netzhaut abgelöst. Und dann ganz schnell eine Operation, und da haben sie so 20, 30 Prozent der Sehkraft gerettet. Aber es kam alles auf einmal. Es war furchtbar im Krankenhaus. Und ich dachte, also ich weiß nicht, also dann möchte ich wirklich nicht mehr leben. Ich staune immer, wie stark ein Mensch sein kann. Jetzt geht es mir viel besser. Die Sachen sind noch am Heilen, aber ich fühle mich viel fitter, das ist kein Vergleich. Ich habe sogar ein bisschen zugelegt, vor einem

Jahr hatte ich knapp 60 Kilo. Und ich kann teilweise ein bisschen arbeiten und was machen. Und ich vermeide grundsätzlich den Verdacht, so eine Art Opfer zu sein, Frührentner oder so, nein, das ist nichts für mich. Mir ist Arbeit sehr wichtig. Ich mache so Musiktheater, Musical, Oper. Da ist man immer unterwegs, man bewegt sich immer, so von Projekt zu Projekt. Das ist mehr so eine Kreativarbeit, und das ist mir sehr, sehr, sehr wichtig. Ich glaube, auch wenn ich Frührentner wäre, ich würde trotzdem in irgendeiner Form in meinem Beruf tätig sein. Ich muss.

Diese Gürtelrose war auch so eine Art Auslöser, es einigen Leuten zu sagen, dass ich positiv bin. Vorher habe ich es so gut wie keinem erzählt. Vor einem Jahr, also als ich so krank war, gab es auch eine Phase in meiner jetzigen Partnerschaft, wo wir ein bisschen auseinandergingen. Er hat das nicht so richtig verstanden, was Schmerzen sind, und immer so ein bisschen: »Mach dich nicht wichtig, andere Leute haben auch eine Gürtelrose bekommen, das geht vorbei.« Er ist ja auch positiv. Wir haben da eigentlich nie groß drüber gesprochen, ich habe auch nie danach gefragt. Aber dadurch sind wir dann, also mein Freund und ich, enger zusammengekommen. Und er hat mich dann sehr, sehr intensiv unterstützt, und anderen habe ich es dann so peu à peu erzählt. Und das war für mich eine ungeheure Erleichterung, das haben viele sicher nicht, so eine Unterstützung. Ich könnte, glaube ich, auch mittlerweile keine langjährige Beziehung zu einem Negativen haben. Als ich negativ war, hatte ich keine Probleme, mit einem Positiven zusammen zu sein. Aber umgekehrt, ich weiß nicht, ich würde nach einem halben Jahr oder so mehr wollen ...

Ich wollte es auch bei der Arbeit niemandem erzählen, ich wollte diese Reaktionen nicht haben. Diese Sorgen und so. Ich wollte einfach lieber nichts hören und selber da rauskommen. Als ich ins Krankenhaus ging, habe ich gerade ein Projekt geleitet, und es war so ein Stress für mich zu sehen, wie geht das weiter ohne mich. Und ich wurde dann von meinen Kollegen vermisst, und die haben mich dann super unterstützt und das akzeptiert und viel für mich getan. Aber ich bin sowieso nicht einer, der ständig über Privates klatscht. Es kommt auf die Situation an. Es muss ja auch nicht jeder wissen, dass ich schwul bin; wenn der richtige Zeitpunkt kommt, wird das schon klar. Und das Gesundheitliche ist schon eine sehr private Sache. Ich gehe ja auch nicht zu jedem und sage: »Ich bin bei meinem Dispo 2000 im Minus.« Das mache ich ja auch nicht. Meiner Familie habe ich es nicht erzählt. Meine Mutter ist schon sehr alt und lebt am anderen Ende der Welt. Ich hab ihr nur erzählt, dass ich eine Gürtelrose habe, das konnte sie verstehen. Aber das andere ... Nein, das konnte ich ihr nicht antun, wenn sie ja dann auch nicht zu mir kommen kann. Das hätte nichts gebracht.

Ich hoffe, dass sich meine Gesundheit stabilisiert und es so weiter geht. Durch diese Krankheit hat sich viel geändert in den letzten Jahren, ich habe dieses Superman-Syndrom verloren, dass ich unschlagbar bin und so. Aber ich wünsche mir, dass ich so weiterleben kann, vielleicht mit einem Partner, mit meinen guten Freunden auf jeden Fall. Vielleicht ein bisschen mehr Freiheit, finanziell meine ich. Ich bin ja jetzt freischaffend, von der Hand in den Mund, und ein bisschen finanzielle Ruhe wäre gut durch so eine Art Rente, oder was weiß ich. Aber letztendlich merkt man, dass Gesundheit das Wichtigste ist.

Anmerkung

* Die Bezeichnungen aktiv und passiv beziehen sich auf die Positionen beim schwulen Analverkehr: Während aktiv den insertiven Part beschreibt, ist mit passiv der rezeptive Part gemeint. Lewis thematisiert mit seiner Äußerung den weit verbreiteten Mythos, dass beim ungeschützten Analverkehr der aktive Partner kein Risiko eingeht, sich mit HIV zu infizieren. Richtig ist zwar, dass die Übertragungswahrscheinlichkeit beim passiven Partner höher ist, beim aktiven Partner ist sie allerdings nur etwas niedriger, es besteht hier ebenfalls ein substanzielles Risiko.

RONNY:

Man gewöhnt sich an die Krankheit

Ronny ist 29 Jahre alt und lebt in einer westdeutschen Groß-
stadt. Kurz nach seiner HIV-Diagnose, die er vor fast zehn Jahren
bekommen hat, verließ er die größere ostdeutsche Stadt, in der er
aufgewachsen war, um Geschichte zu studieren. Er erzählt, dass
er sich bei seinem allerersten Freund mit HIV infiziert habe. Das
Gespräch findet in einem kleinen Café statt, in dem auch andere
Gäste sind. Ronny wirkt sehr engagiert, spricht offen über seine
Krankheit. Auch ehrenamtlich ist er in der Prävention von HIV
und Aids tätig.

Meine HIV-Infektion schränkt meinen Alltag nicht besonders
ein. Ich denke, dass die Leute in meinem Umfeld, die nicht wissen, dass ich positiv bin, es auch nicht merken. Weil ich nach außen, denke ich, ein ganz normales Leben führe. Aber natürlich
ist es eine Sache, die ständig präsent ist, ständig im Hinterkopf
ist. Das ist kein Wunder, denn gleich am Anfang des Tages muss
ich meine Pillen einwerfen. Und ich habe relativ viele Freunde
und Bekannte, die auch infiziert sind, mit denen man sich aus-
tauscht.
Dazu kommt, dass ich mich auch in meinem Alltag ziemlich viel
damit beschäftige, unabhängig davon, dass ich positiv bin. Ich
arbeite ehrenamtlich bei der Aidshilfe, mache dort Präventionsarbeit und stecke dadurch ziemlich dick in dem Thema drin.
Kann natürlich auch sein, dass ich mich damit so beschäftige,
weil ich positiv bin. Trotzdem könnte man diese Arbeit genauso

gut machen und nicht positiv sein. Ich mache regelmäßige Arztbesuche, lasse checken, ob ich fit bin. Das gehört dazu. Und in dem Moment ist es natürlich da. Manchmal, wenn ich krank bin, denke ich, ob es etwas damit zu tun hat oder nicht. Aber ohne jetzt gleich paranoid zu sein. Früher war ich das schon manchmal.

Man gewöhnt sich an die Krankheit HIV. Ja. Ja, klar. Wenn ich mich daran erinnere, wie es war, als ich mich infiziert hatte, vor zehn Jahren, da habe ich erst mal relativ wenigen Leuten davon erzählt. Das war super vertraulich, das zu erzählen. Da musste schon eine größere Vertrauensbasis zu der Person da sein, der ich das erzählt habe. Das ist heute nicht mehr unbedingt so. Ich binde das niemandem auf die Nase. Es ist so eine Alltäglichkeit eingekehrt, die sich auch darin äußert, wie man mit der Krankheit anderen Leuten gegenüber umgeht.

Lustigerweise wissen es meine Eltern immer noch nicht. Das liegt daran, dass ich mit meinen Eltern kein sehr vertrautes Verhältnis habe, wir haben nie groß irgendwelche Probleme miteinander besprochen. Ich bin schon, bevor ich HIV hatte, mit großen Problemen immer zu anderen Leuten gegangen, nicht zu meinen Eltern. Dazu kommt, dass sie mit Schwulsein nicht so richtig klarkommen. Ich denke nicht, dass sie mich vorverurteilen würden: Ist ja klar, schwul und positiv. Ich denke einfach, dass es das Verhältnis, das eh nicht das beste ist, noch verkomplizieren würde. Dass sie damit nicht wirklich klarkommen würden und dass ich dann auch nicht der Richtige wäre, ihnen in dieser Situation zu helfen. Dass es das Verhältnis für beide Seiten nicht verbessern würde. Ich glaube, es ist für beide Parteien gut so, wie es ist. Und im Alltag hat sich das bisher immer als ganz problemlos erwiesen. Wenn ich bei ihnen zu Besuch bin, nehme ich meine Pillen morgens im Bett und gehe dann zu ihnen zum Frühstück.

Ich binde es niemandem auf die Nase. Manchmal setze ich es bei der Präventionsarbeit ein, als didaktisches Mittel sozusagen, wenn ich es für angemessen halte. Und ansonsten, wenn ich denke, dass die es wissen sollten: Leute, die mich ziemlich gut kennen und von denen ich denke, dass sie auch diesen Teil von mir kennen sollten. HIV ist eben etwas, das mich mein Leben lang begleiten wird. Und mich die letzten zehn Jahre begleitet und auch geprägt hat. Ich denke, HIV ist etwas, das jemanden prägt. Ich weiß ja nicht, wie ich wäre, wenn ich's nicht hätte. Aber meine Krankheit gehört jetzt zu mir: mein Virus und ich. Leute, mit denen ich vertraut bin, sollten das wissen und vielleicht so auch ein bisschen verstehen, warum ich manchmal so ticke, wie ich ticke.

Das hat sich in den letzten zehn Jahren, seit ich von meiner Infektion weiß, entwickelt. Ich habe nicht mehr dieses Gefühl: Ich möchte die Uhr zurückdrehen. Das hatte ich die erste Zeit sehr stark. Das auf jeden Fall nicht mehr. Und ich male mir auch nicht mehr aus, was wäre wenn, sondern denke einfach nur, dass es durchaus sein könnte, dass einige Sachen anders gelaufen wären. Aber keine konkreten Sachen, sondern nur allgemein. Nach dem Motto: Was wäre, wenn ich in einer anderen Stadt geboren worden wäre? Es bestimmt nicht mein Leben, nicht in negativer Weise.

Ich gehe mit meinem HIV normal um und erwarte das auch von anderen. Es gibt einige, die ziemlich genau wissen, worauf man achten muss und worauf nicht. Das ist auch eine Form von Verständnis, wie locker die damit umgehen können oder nicht. Ich bin einigermaßen aufgeklärt und weiß das anzuwenden. Es gibt genug Leute, die aufgeklärt sind und trotzdem nie mit einem Positiven schlafen würden, ihr Wissen also eigentlich nicht anwenden können. Im zwischenmenschlichen Bereich gibt es immer wieder solche Situationen, mit möglichen Sexualpartnern, denen man von der Infektion erzählt, und der will dann nichts mehr von dir wissen. Der hat dann kein Interesse mehr. Am lustigsten sind dann immer die Sprüche: »Ich könnte ja Sex mit dir haben, wenn ich es nicht wüsste.« Dann bin ich schon ziemlich sauer. Manche sagen: »Ich weiß ja, dass es bescheuert ist, aber es geht gerade nicht.« Da gibt es dann Leute, gegenüber denen ich Verständnis aufbringen kann, und andere, bei denen ich dann einfach nur sauer bin. Das sind Leute, von denen ich denke, die müssten es doch eigentlich wissen. Und es drauf haben, damit umzugehen.

Es gibt eigentlich keine Situationen in meinem Leben, in denen HIV keine Rolle spielt. Gibt es Phasen, wo ich das einfach vergesse? Eigentlich nicht. Es ist immer präsent, unterbewusst. Nicht als Belastung oder so, aber es ist immer da. Es gehört dazu. Das mag aber eben auch daran liegen, dass ich ehrenamtlich für die Aidshilfe arbeite und auch in dem Zusammenhang, also eher für die Arbeit, Sachen im Kopf habe. Das muss nicht immer konkret mit HIV zu tun haben, aber mit meiner Arbeit, und das gehört nun mal zusammen. Und es gehört zu meinem Leben. Auch während des Laufens habe ich schon den Gedanken: »Ja, Laufen, Joggen, das ist gut fürs Immunsystem.« Ich denke schon mal darüber nach, was ich mir zutrauen kann. Doch es kommt viel stärker auch von anderen Leuten, die wissen, dass ich positiv bin: »Ja, jetzt willst du's noch mal wissen.« Die bringen es dann, wenn ich mir einen Marathon oder was weiß ich vornehme, in einen Zusammenhang mit der Infektion. Und dann denke ich auch darüber nach: Mache ich das jetzt wegen meiner Infektion oder nicht? Obwohl ich es eigentlich nicht deswegen mache, denke ich zumindest daran. Ich war halt früher total unsportlich und habe mich vor ein paar Jahren entschieden, Sport zu machen, einfach weil ich Rückenschmerzen hatte, also gar nichts HIV-mäßiges. Ich habe dann angefangen, Rückenübungen und so zu machen, bin dann zum Laufen gekommen, habe auch Begeisterung für Sport entwickelt. Und wenn das genauso gewesen wäre ohne Infektion, würde ich auch den Marathon probieren. Vielleicht ist natürlich in meiner Situation auch noch ein besonderer Reiz dabei, kann sein. Ein bisschen Trotz: Jetzt erst recht! Aber das ist da einfach mit drin, es spielt nicht die größte Rolle dabei.

HIV allein spielt keine große Rolle in meinem Leben, es ist nicht so bedrohlich. Wenn, dann hätte ich Angst, in »administrativen Sachen« irgendetwas nicht machen zu können, also zum Beispiel einen Job im Ausland machen zu wollen und dann, was weiß ich, nicht in Dubai arbeiten zu dürfen, weil man da einen HIV-Test machen muss und sofort rausgeschmissen wird, wenn man positiv getestet wird. Und wenn HIV als Krankheit bedrohlich wird, dann höchstens zusammen mit anderen Sachen, Hepatitis zum Beispiel oder wenn ich andere Medikamente nehmen müsste. HIV alleine ist im Moment gut zu handhaben für mich. Ich vertrage meine Therapie ganz gut, ich habe da keine Probleme. Wenn ich erkältet bin, und andere Leute blass werden, werde ich ein bisschen gelb, als Nebenwirkung der Therapie sozusagen. Das ist alles.

Was mir wichtig ist, ist, selbstständig zu sein. Nicht beruflich, ja, vielleicht auch das. Aber wichtig ist, unabhängig zu sein, mein

Leben so führen zu dürfen und zu können, wie ich darauf Lust habe. Das kann im nächsten Jahr schon anders aussehen, meine Vorstellungen sind aber: frei, unabhängig. Im Moment sieht es ja so aus, dass man mit der Krankheit nicht nur gut über die Runden kommen kann, sondern auch ziemlich gut leben kann. Natürlich weiß ich nicht, wie die Nebenwirkungen auf Dauer sind. Aber bei allem, was ich jetzt tue und später vielleicht mal tun will, ist HIV nicht der größte Stein auf diesem Weg. Wenn das Renteneintrittsalter nicht demnächst ins Unermessliche steigt, gehe ich fest davon aus, dass ich es erreiche.

BERND:

Vieles hat seinen Reiz verloren

Bernd ist 38 Jahre alt und lebt in einer größeren westdeutschen Stadt. Er meldete sich aufgrund einer Anzeige in einer schwulen Community-Zeitschrift für das Interview, das in den Räumen der regionalen Aidshilfe stattfindet. Im Interview wirkt er sehr ruhig, fast scheu und kaum präsent. Das Gespräch verläuft in einer etwas depressiven Atmosphäre. Vor seiner HIV-Diagnose hatte Bernd bereits eine Krebserkrankung überstanden. Trotz dieser Krankheitsgeschichte arbeitet er, nach einem Studium der Pädagogik, als Altenpfleger. Er lebt seit fünf Jahren in einer Beziehung mit seinem Freund.

Es ist immer noch so eine geächtete Krankheit. Man wird so komplett ausgeschlossen aus der Gesellschaft, glaube ich. Ich kann mir das schon gut vorstellen, es wird nach wie vor auch noch geächtet, weil es im Glauben der Heteros überwiegend eine Homosexuellenkrankheit ist. Das wird schon mal stigmatisiert, weggeschoben. Man sieht es ja einigen Leuten an, dass sie positiv sind, vom Fettabbau im Gesicht und so, da kann man ja schon erkennen, was Sache ist. Aber bei vielen kann man das auch nicht erkennen, und da denken viele: Ach, da brauche ich ja kein Kondom. Ich fand diese Argumentation immer lächerlich. Aber jetzt hat's mich auch erwischt.

Im Sommer 2005 habe ich mich sehr unwohl gefühlt, ich hatte so bestimmte Druckgefühle im Körper. Meine Schwester war kurz vorher an Krebs erkrankt, und ich hatte vor Jahren auch schon eine Krebserkrankung. Da hatte ich mir mehr dahingehend Gedanken gemacht, dass das vielleicht wieder Krebs ist, und hab mich dann eigentlich mehr daraufhin untersuchen lassen ... Mein Hausarzt hat aber auch gleich noch einen HIV-Test gemacht und dabei kam es also raus. Ich habe mit einer schlimmen Nachricht gerechnet, aber nicht damit. Da war ich erst mal platt. Ich hab das auch erst mal ausgeschlossen: Das kann eigentlich nicht sein, weil ich der Meinung war, die letzten Jahre Safer Sex praktiziert zu haben. Ich habe dann erst mal überlegt: Woher könnte das denn kommen, wo war ich unvorsichtig? Auch gegenüber meinem Freund. Es hat halt eine gewisse Zeit die Angst im Raum gestanden, dass ich es von ihm bekommen habe. Er ist es aber gar nicht gewesen, also muss ich es von woandersher eingeheimst haben. Und ich habe auch ein paar Situationen im Kopf. Ich habe ab und zu mal, in den letzten zwei Jahren allerdings nur noch ein- oder zweimal, an diesen Sexpartys teilgenommen. Da hatte ich gerade in den letzten Jahren gemerkt, dass es immer schwieriger ist, den Leuten klarzumachen, dass nur mit Kondom Sex läuft. Und ich hab immer wieder beobachtet, dass sich welche dazwischengeschoben haben, die es abgelehnt haben, auf das Kondom zurückzugreifen. Und trotzdem Sex gemacht haben. Und ich denk mir halt, dass es dabei irgendwie passiert ist, wenn man mit mehreren zugange ist und man nicht alle unter Kontrolle hat. Da denke ich mir, da muss ich mit mir selber ins Reine kommen.

Das Verwerfliche ist ja, dass ich das halt gemacht habe. Vor drei, vier Jahren war es noch so, dass das für viele eine Selbstverständlichkeit war, Kondome zu benutzen und so. In den letzten zwei Jahren aber habe ich halt gemerkt, dass es immer weniger wird, also dass man es einigen regelrecht aufdrängen muss. Und dabei ist es dann wohl passiert, aber es gibt jetzt keinen konkreten Zeitpunkt oder eine Situation, wo man sagen könnte ... Oder? Es muss im April oder März oder im Februar 2005 gewesen sein, so in diesem Bereich. Davor hatte ich lange keinen Sex außerhalb der Beziehung, so anderthalb Jahre, und da hatte ich einen Test machen lassen und der war negativ zu dem Zeitpunkt. So vermute ich mal, dass es da passiert ist, bei diesem einen Mal, wo ich mich noch mal hab gehen lassen.

Ich hatte mich eigentlich relativ gut informiert gefühlt über HIV. Ich hab zwar auch gelesen, dass die Zahlen weiter steigen, auch in den letzten Jahren, und ich hab das ja auch irgendwie beobachtet und war darüber erstaunt, dass da immer weniger auf Safer Sex Wert gelegt wird.

Ich schütze mich jetzt konsequent. Auf alle Fälle. Da ist sowieso auch die Verantwortung gegenüber anderen. Vielleicht hält mich das jetzt auch irgendwie ab, wegzugehen; ich will das Risiko nicht eingehen, jemanden anzustecken oder so.

Mein Freund war zu Anfang sehr verunsichert, als ich mit der HIV-Nachricht kam. Er hatte auch riesige Angst, ob er derjenige war, der das eingeschleppt hat. Er hat mir dann gestanden, dass er außerhalb unserer Beziehung auch sexuelle Kontakte hatte, womit ich überhaupt nicht gerechnet hatte. Und er hat dann auch einen Test gemacht, und wir waren erst mal gespannt darauf, was wird der Test sagen. Aber er ist immer sehr vorsichtig, und ich konnte mir auch nicht vorstellen, dass er sich irgendwo infiziert hatte, noch nicht mal bei mir. Er war immer sehr strikt, was Safer Sex angegangen ist, ich hab also auch insofern kaum daran gedacht, dass er positiv sein könnte. Auf das Kondom zu verzichten, kam für ihn nicht infrage, auch nicht in der Beziehung. Ich hatte

früher mehr so kurze Beziehungen von einem halben Jahr oder so – wenn man da von Beziehung reden kann –, da war das schon mal so: Man macht einen Test und wenn beide negativ sind, dann kann man auf das Kondom verzichten und bestimmte Praktiken machen und so. Aber ich hatte damals schon jemanden getroffen, der war auch HIV-positiv und der hatte damals schon zu mir gesagt: »Das ist im Grunde genommen Quatsch, trau keinem!«
Mein Freund ist immer noch mit mir zusammen, also wir sind jetzt über fünf Jahre zusammen. Wir haben halt dieses Vertrauen über die Jahre aufgebaut. Und das ist für mich wichtig. Aber alles andere ... Ich bin relativ distanziert, was Beziehung angeht, das ist bei mir so ein Entwicklungsprozess; vielleicht nach zwei Jahren, die man sich kennt, dann kann ich mal was sagen. Ich weiß nicht, wie lange er es mit mir aushält, das ist schwer zu sagen. Manchmal habe ich schon Punkte, wo ich denke, dass es überhaupt nicht zusammenpasst, es wäre vielleicht geschickter, wenn wir irgendwie ein bisschen getrennter leben. Auf der anderen Seite sag ich mir: Mein Gott, was will ich überhaupt, so das extrovertierte Leben führ ich sowieso nicht. Ich kenne auch sonst eigentlich keine Positiven, das hängt auch damit zusammen, dass mein Freundeskreis nicht so groß ist.
Durch die Infektion ist mein Sexleben noch weniger geworden. Ich hab einfach keine Lust mehr, ich weiß auch nicht, wieso. Auch innerhalb der Beziehung hat es sich sehr stark reduziert. Aber da spielen auch andere Sachen eine Rolle. Ich hatte in den letzten Monaten eine Bronchitis, die geben wir uns immer hin und her, insofern gehen wir auch deswegen immer auf Distanz. Ich bin, kurz bevor ich es erfahren habe, das positive Ergebnis, zu meinem Freund gezogen. Und dann war sowieso diese Kontrolle

stärker, dass ich nicht einfach sagen kann: Ich geh jetzt heute Abend mal irgendwohin und brauch keinem Rechenschaft abzulegen. Vorher habe ich das alles immer mal ausgetestet. Aber ich hatte auch arbeitstechnisch ziemlich viel Stress gehabt, und dann kam, wie gesagt, dieser Ausrutscher da im Februar. Das hat seinen Reiz verloren. Momentan hat eigentlich relativ wenig einen Reiz für mich. Also, mein Kopf ist momentan nicht frei für die Dinge, ich hab zu viele andere Sachen um die Ohren. Ob es jetzt damit zusammenhängt, dass ich positiv bin, weiß ich nicht. Keine Ahnung.

Von meinen Bekannten oder der Familie weiß keiner, dass ich positiv bin. Ich denke mal, dass ich wegen der Erkrankung, also wegen HIV jetzt, noch mehr ausgegrenzt würde, dass ich auch unter den Homosexuellen viele negative Rückmeldungen bekommen werde oder würde. Auf der anderen Seite wird es, glaub ich, bei Leuten akzeptiert, die sich in den Achtzigern oder frühen Neunzigern infiziert haben. Also, mein Freund weiß es, und er hat einen sehr engen Freund, den er schon über Jahre kennt. Dem hat er sich damals anvertraut, weil er gesagt hat, er muss mit irgendjemandem darüber reden. Er hat sich bei mir allerdings auch die Einverständniserklärung abgeholt, ob er das mit jemandem besprechen darf. Sein Bekannter weiß es also auch, aber da weiß ich, da dringt nichts nach außen. Ich hatte damals erst das Bedürfnis, mit bestimmten alten Freunden, die ich von früher kenne, darüber zu reden. Aber das wollt ich nicht am Telefon sagen und bis ich die dann getroffen habe, war das für mich irgendwo kein Thema mehr. Da habe ich gedacht: Was soll das bringen, also, die könnten mich höchstens verurteilen. So auf die Art und Weise: Wie kannst du in der heutigen aufgeklärten Zeit noch positiv werden, das ist ja ein Ding der Unmöglichkeit! Insofern versprech ich mir davon nichts. Ich hab auch kein Bedürfnis, darüber zu reden. Ich hatte ja schon, wie gesagt, vor sechzehn Jahren eine Krebsdiagnose und da hab ich das mehr oder weniger schon für mich mal durchexerziert. Da dachte ich auch: Das kann jetzt nicht mehr lange dauern und so. Ich seh das jetzt nicht so extrem. Ich denk halt, dann ist es so weit. Schlimm wäre es natürlich, einen leidvollen Weg einzuschlagen mit Übelkeit und so weiter und so fort. Ich weiß nicht, inwieweit man das reduzieren kann. Aber jetzt zu sagen, mein Leben wäre in – was weiß ich – fünf, sechs Jahren vorbei, das stellt für mich weniger ein Problem dar. Nur die Art und Weise, wie, das ist ein bisschen schwer einschätzbar. Ich hab mir wegen der Krebserkrankung schon relativ früh Gedanken über den Tod gemacht, und ein relativ früher Tod, der schockt mich jetzt nicht so. Wobei mein Hausarzt sagt, na ja, man kann mittlerweile sehr alt damit werden, wenn man die Medikamente verträgt und die schlagen an und so weiter. Aber ich bin Altenpfleger, in diesem Bereich gehört der Tod dazu.

Ich kann schwer einschätzen, wie ich mit HIV leben werde. Mein Freund hat einen Bruder, der ist ebenfalls homosexuell und dessen Freund ist auch HIV-positiv, aber schon seit fünfzehn Jahren oder so. Der hat schwere Nebenerkrankungen, die nicht mit dem HIV zusammenhängen, einen Herzklappenfehler und so weiter. Da sagt mein Freund immer, er wundert sich, dass der immer noch läuft, selbst ohne Medikamente, und obwohl er sich auch überhaupt nicht gesund ernährt. Und ich versteh das irgendwie nicht, ich hab in den letzten paar Monaten ständig irgendwelche Infekte. Ich hab das Gefühl, bei mir geht's permanent nach unten, und der ist quietschfidel mit seinen Herzklappen. Es läuft halt bei jedem unterschiedlich, also jeder Körper reagiert auf bestimmte Situationen unterschiedlich.

Über die Therapie hab ich mir relativ wenig Gedanken gemacht. Ich weiß, dass Medikamente, egal welcher Art, Nebenwirkungen haben, und durch meinen Beruf und von meiner Krebstherapie kenn ich Nebenwirkungen zuhauf, also insofern mach ich mir da keine Illusionen. Die müssen nicht eintreten, aber mir ist durchaus bewusst, dass die sehr heftig sind. Momentan vertrage ich die Medikamente ganz gut, aber es ist auch immer die Frage: Wie lang geht das? Jetzt habe ich keine einzige Nebenwirkung, das hat mich auch erst mal erstaunt. Offensichtlich sind jetzt auch die Therapiemöglichkeiten so gut, dass die meisten der Nebenwirkungen sehr, sehr gut in den Griff bekommen worden sind. Ich hab ein bisschen gelbere Augen, aber wenn das die einzige Nebenwirkung ist, dann denk ich mir, ich kann eigentlich ganz gut damit leben.

Mein Arzt ist darauf erpicht, dass ich alle Vierteljahr zur Kontrolle gehe, damit er beobachten kann, wie sich meine Werte entwickeln. Und vor Kurzem hatte ich wieder einen Test, und er meinte, es ist alles im grünen Bereich, fast normal. Er ist nur ein bisschen beunruhigt, weil ich, wie gesagt, im November eine Bronchitis hatte und jetzt schon wieder eine. Aber da denke ich, dass ich früher auch oftmals Erkältungen kurz hintereinander hatte. Ob ich das jetzt darauf zurückführen soll, dass ich positiv bin, weiß ich nicht. Ich hatte ja auch so viel beruflichen Stress, das macht einen auch irgendwo mürbe. Aber er ist ja auf dem Gebiet spezialisiert. Es gehen sehr viele HIV-Positive zu ihm hin, und er macht sich auch viele Gedanken darüber, zu welchen Ärzten ich noch gehen soll, Augenarzt und HNO, die auch Erfahrung mit HIV-Positiven haben. Also ich denk, ich bin gut aufgehoben. Ich war ja auch schon lange vorher bei ihm aufgrund meiner jährlichen Kontrolluntersuchung wegen der Krebserkrankung. Er kennt auch meinen Freund, mein Freund geht da auch hin. Da wird über alles gesprochen. Ich hätte auch an einen anderen Arzt geraten können, der sich damit überhaupt nicht auskennt und überhaupt nicht weiß, was Sache ist.

Ich erhoffe mir natürlich, möglichst lange symptomfrei zu leben. Aber die Befürchtung hab ich allerdings, dass es nicht der Fall sein wird. Ich versuche, möglichst gesund zu leben, wie ernähre ich mich und so. Konsequent halt ich das natürlich auch nicht durch. Ich weiß, dass ich eine sehr negative Grundstimmung habe, das wird mir oft vorgeworfen. Sehr häufig von meinem Freund. Ich würde sehr wenig lachen, ich würde sehr wenig Freude zum Ausdruck bringen. Das beobachte ich natürlich auch und kriege das auch als Rückmeldung von den Kollegen. Aber ich empfinde es gar nicht so. Ich bin richtig geschockt, was ich da für ein Bild rüberbringe. Ich denke, das hängt mit den Erfahrungen zusammen, die ich im Laufe des Lebens so gemacht habe, dass ich sehr viele Enttäuschungen hatte und ich die dann für mich so abgeschlossen habe: Da kommt nichts mehr, was mich erschüttern könnte. Da bin ich halt auch ein bisschen eigen, ich nehm nicht gern Hilfe an. Das geht mir jetzt genauso. Ich bin am liebsten möglichst lange auf mich selbst gestellt und möchte ja keinen belasten. Und wenn ich ausbreche, merke ich halt, das bringt irgendwo nichts, weil ich mich ja überallhin mitnehme. Ich hatte immer schon das seltene Glück, Außenseiter zu sein.

MARIANNE:

Da war ich plötzlich erleichtert

Marianne ist 70 Jahre alt und lebt seit einigen Jahren allein in ei-
ner bayerischen Kleinstadt. Nachdem sie lange Jahre in der Mu-
sikbranche tätig war und auch selbst Musik gemacht hat, arbei-
tete sie zuletzt als Angestellte bei einem großen Verkaufskonzern.
Schon vor ihrer HIV-Diagnose im Jahr 2007 war sie in Rente.
Trotz ihres Alters und der Krankheit, die sie in den letzten Jahren
stark geprägt hat, ist sie für das Interview nach Berlin gereist, um
persönlich von ihrer Erfahrung mit der Krankheit zu erzählen.

Ich war verheiratet, aber mit meinem Mann sexuell eigentlich nie
zufrieden. Immer hatte ich das Gefühl: Da muss doch noch irgendwas sein. Ich muss doch irgendwas kennenlernen, war neu-
gierig aufs Leben. Eines Tages habe ich gesagt: Ich kann so nicht
weitermachen, ich muss auch andere Männer kennenlernen. Aber
ich sagte zu meinem Mann: »Wenn du mir das gestattest, dann
muss ich dir das auch gestatten.« So haben wir das versucht, eben
beide auch mal auszuscheren. Doch so was geht natürlich vollkommen in die Hosen: Wenn der eine gerade ganz happy ist, ist es
der andere nicht ... Das ging dann auseinander, ich habe mich
scheiden lassen, war auch keine tragische Angelegenheit, wir hatten ein gutes Einvernehmen. Aber so fing das Ganze an.
Von Anfang an hatte ich immer so Sehnsüchte. Das ging über
Musik. Auch früher, wenn ich mit meinen Eltern essen ging, wir
wohnten ja in der amerikanischen Zone, da gab es immer diese
amerikanische Musik. Wenn die im Hintergrund lief, dann krieg-

te ich eine Sehnsucht. Und nun war ich also frei! Natürlich ging ich in dieser Zeit viel in die Disco. Aber nicht in irgendeine Disco – solche Discos gibt es heute gar nicht mehr –, sondern in ganz tolle Discos, da waren ein Drittel Afrikaner und zwei Drittel eben ganz interessante deutsche Leute. Der Wirt hatte eine Musikauswahl: unglaublich! Und das heizte natürlich die Emotionen an. Ich brauchte mir nie Gedanken machen, ob ich ein Wochenende alleine war. Und ich hatte alles in der Hand. Das war ja das Schöne: Ich konnte immer entscheiden, was ich wollte, das konnte ich eben machen. Und dann habe ich mir immer die Schönsten ausgesucht (lacht), und dann waren manche sogenannte Freundinnen auch manchmal sehr sauer, weil die dann den auch haben wollten, aber ich kriegte ihn ja immer und ich habe also richtig mein Leben in der Beziehung genossen. Ich bin viel gereist und habe Bekanntschaften gemacht und es war alles überwiegend schön. Wobei man dann auch nicht immer glücklich ist. Es gab auch mal Tiefpunkte, okay. Es gab auch so Phasen, wo man dachte: Ach, es wäre vielleicht auch schön, einen Partner zu haben und so. Aber heute weiß ich: Ich bin nicht geeignet für eine Partnerschaft. Ich bin kein Familienmensch und ich bin ein bisschen unruhig und flatterhaft und so weiter. Und daraus ergaben sich natürlich sehr viele sexuelle Kontakte.

Was mich heute wundert: Es hat nie jemand gefragt nach Kondomen oder das Thema HIV, was ja nun schon aktuell und in den Medien war. Damals habe ich da überhaupt nicht drüber nachgedacht. Aber wenn ich heute denke, wie lange es das schon gibt, das habe ich nicht wahrgenommen. Ich habe das alles verdrängt, und alles war wunderbar. Zwischendurch hatte man dann mal wieder eine kleine Krankheit, aber dann hatte ich über viele Jahre eben meinen Frauenarzt, der wusste genau über mein Leben Bescheid. Der hat aber nie gesagt: »Mädchen, bist du eigentlich ein bisschen vorsichtig?« Also das ist eben der Punkt, das wundert mich, dass Ärzte da nicht frühzeitig mal nachhaken oder überlegen: Wen habe ich da vor mir oder wie ist das Leben dieses Menschen? Nichts.

Nachdem ich bis zu meiner Scheidung mit meinem Mann zusammen Musik gemacht hatte, habe ich dann meine eigene Diskothek gemacht. Ich hatte Schallplattenspieler, Rekorder, Boxen und Beleuchtung, mit denen ich in ganz Deutschland Veranstaltungen organisiert habe. Das bedeutete, dass ich sehr viel körperlich gearbeitet habe, ich hatte einen Anhänger an meinem Auto und musste meine ganzen Gerätschaften einladen, ausladen, manchmal Treppen hoch, alles schleppen. Lustig dabei ist ja auch: Wenn man Musik gemacht hat, dann haben die Männer ja geflirtet bis zum Gehtnichtmehr! Aber wenn es nachher ans Abbauen ging ... Also, ich habe wirklich auch sehr, sehr viel körperlich gearbeitet, war immer sehr stark, habe auch im fünften Stock gewohnt. Aber irgendwann fing es an, dass ich so schwach wurde. Das ist vor 15 Jahren oder so passiert. Dann habe ich mich immer gewundert. Ich konnte auch die Treppen nicht mehr so gut laufen. Meine Ärzte haben verschiedene Blutuntersuchungen gemacht und gesagt: »Komisch, Ihre Blutsenkung ist immer schlecht.« Und dann habe ich gesagt: »Ja, was bedeutet denn das?« – »Das wissen wir auch nicht.« Ich sage: »Ja, können wir denn irgendwas machen?« – »Nein, wenn man das nicht so klar erkennen kann.«

Dann wurde ich plötzlich ganz schrecklich krank und kriegte eine ganz dolle Darmentzündung. Ich habe vier Wochen unter sehr schlimmen Umständen im Krankenhaus gelegen. Die haben mir massenhaft Blut abgenommen. Immer wieder. »Ja, wir wissen nicht.« Ich habe immer schon einen Scherz gemacht: »Wollen Sie hier Ihr Blutdepot auffrischen oder was?« Dann habe ich eben gedacht: Vielleicht ist es einfach nur Stress. Als ich mal vor meiner Hausärztin gesessen habe, habe ich gesagt: »Sie müssen mir das glauben, ich bin kein Hypochonder!« Da sagt sie: »Ja, das glaube ich.« Und dann habe ich natürlich Depressionen gekriegt, konnte einfach nicht mehr, wollte ins Krankenhaus. In der Gegend gibt es eine psychiatrische Klinik. Und dann haben wir dort alles versucht. Ich habe also homöopathische Maßnahmen ergriffen, ich habe mich durchchecken lassen. Es ist alles gemacht worden: Darmspiegelung, ich war in der Röhre, mir ist mein Kopf untersucht worden, was nicht alles. Und die haben immer gesagt: »Ja, wir wissen nicht, was los ist.« Die haben mich eigentlich nur noch eben als psychischen Krankenfall gesehen und haben mich dann auch wirklich schlecht behandelt.

Als ich inzwischen wieder zu Hause war, bin da zusammengebrochen. Ich bin einfach zusammengebrochen. Ich habe dann auch stark Gewicht abgenommen. Und dann weiß ich noch, wieder im Krankenhaus, kam plötzlich eine Krankenschwester aus einem anderen Bau, die hat mich immer so merkwürdig angeguckt und hat dann gesagt: »Wir schicken Sie jetzt nach Würzburg in die Uniklinik, da kann man mit solchen Fällen wie Ihrem besser umgehen.« Aber keiner hat mir gesagt, was ich denn für ein Fall sein sollte. Dann kam ich nach Würzburg, und in Würzburg weiß ich nichts mehr. Ich kann mich an keinen Arzt erinnern. Ich weiß nicht, was die mit mir gemacht haben. Ich weiß nur, dass ich hinterher wieder in der psychiatrischen Klinik aufgewacht bin und hatte plötzlich einen Schlauch im Bauch. Da wurde ich also dann in der anderen Klinik schon künstlich ernährt. Ich wurde trockengelegt, gewickelt und ... furchtbar. Ich war in Quarantäne. Das merkte ich daran, dass die Ärzte und Pfleger immer vermummt in mein Zimmer kamen. Aber immer noch hat keiner mit mir richtig gesprochen. Ich wusste überhaupt nicht, was los ist. Dann konnte ich gar nicht mehr richtig denken. Eines Tages kam der Chefarzt zu mir und sagt: »Ja, Sie sind voller Viren.« Und da habe ich gesagt: »Was bedeutet denn das? Ist es HIV?« Und da hat er, mit ganz schlechtem Gewissen, Ja gesagt. Und da war ich plötzlich erleichtert. Da habe ich gedacht: Jetzt weiß ich endlich, dass ich etwas habe. Dass es nicht nur Einbildung ist, dass es mir so, so, so schlecht geht. Und dann war eine andere Ärztin da und die hat dann versucht, mich zu trösten, indem sie dann sagte: »Machen Sie sich keine allzu großen Sorgen, wir haben heutzutage gute Medikamente und Sie können damit 95 werden.«

Im Ganzen war ich vier Monate lang in vier verschiedenen Krankenhäusern und ich war ja auch immer alleine, weil ich niemanden habe. Deshalb musste ich mir auch so ein paar Diskriminierungen anhören, indem dann so die Krankenschwestern sagten: »Ist ja kein Wunder, Sie haben ja auch keinen Mann«, und so. Und dann habe ich immer gedacht: Mädchen, was erlaubt ihr euch eigentlich? Ihr wisst doch gar nicht, wie ich über diese Dinge denke.

Als ich dann entlassen wurde, schickten sie mich direkt alleine nach B. in die Stadt, wo ich nie vorher gewesen war. Man hat mir gesagt, dass da eben der Schwerpunktarzt ist und dass ich zu dem gehen sollte und der dann meine Behandlung übernimmt. Und da war ich noch ziemlich wackelig auf den Beinen und ziemlich unsicher und wusste gar nicht, wie ich da nun hinkomme. Der Taxifahrer brachte mich dann bis in die Praxis, und von da an hat mich die Aidshilfe betreut. Der Arzt hat sich aber auch meiner angenommen und war sehr besorgt, weil ich irgendwie schlecht sehen konnte. Und dann musste ich sofort zum Augenarzt, weil das auch mit HIV zusammenhängen kann, war aber alles in Ordnung. So, und seitdem gehe ich nun alle Vierteljahr zu dem Arzt und habe inzwischen natürlich auch verschiedene Medikamente ausprobiert. Ich bin jetzt bei diesem Medikament, wo man nur eine Tablette nehmen muss, mit den drei Wirkstoffen, davon nehme ich also jede Nacht eine Tablette. Ich habe mich dann aufgerappelt und eigentlich wieder so weit gebracht, dass ich eben existieren kann und eine gewisse Stärke wieder erlangt habe. Nicht so wie früher, aber na ja. Mein Arzt, der wundert sich immer, dass ich das so gut weggesteckt habe. Aber das war eigentlich, ja, letztendlich auch irgendwie eine Trotzreaktion. Ich will einfach nicht, dass es mir schlecht geht. Also, ich lebe viel zu gerne oder bin viel zu gerne stark. Aber im Endeffekt kann ich froh sein, dass ich überlebt habe.

Wenn man so Berichte im Fernsehen hört, wie weit die Medizin eigentlich ist, denkt man: Oh, ist das toll, was sie jetzt wieder festgestellt haben! Aber in der Praxis ist das leider oft anders. Da werde ich manchmal immer noch diskriminiert. Wenn die dann hören: HIV, da wollen sie nichts mit mir zu tun haben. Ich werde nicht behandelt: Da können wir Ihnen auch nicht helfen ...

Ich möchte heute manchen Leuten das nicht gestehen müssen. Meine Eltern sind ewig tot, denen würde ich das heute auch nicht erzählen wollen. Und es gibt viele, die mich überhaupt nicht bedauern würden. Die würden sagen: Ist doch klar, bei deinem Lebenswandel, haben wir doch gleich gesagt! Ich kann in S. sehr gut so versteckt leben. Ich muss mich nicht outen, und ich bin nicht mehr im Arbeitsprozess. Ich kann meine Schwächen ausleben. Wenn ich halt mal nicht aufstehen will, dann schlafe ich halt weiter, oder wie auch immer. Insofern habe ich großes Glück, dass das so spät erkannt worden ist, weil ich mich jetzt so drauf einlassen kann, Rücksicht nehmen kann, nicht so unheimlich viel gegen ankämpfen muss.

Als ich aus den Krankenhäusern kam, bin ich eine Woche später zum Beerdigungsunternehmer und habe mein ganzes Beerdigungszeremoniell klargelegt. Ich werde hier in der Nähe in einem Waldgebiet beerdigt, ohne irgendwelche Feierlichkeit oder Beteiligung von irgendwelchen Leuten. Der holt mich ab, der bringt mich ins Krematorium, die geben mich in die wunderschöne Natur und in die Bäume. Und damit bin ich verschwunden. Und das hat mich so befriedigt, du kannst dir das gar nicht vorstellen. Das war für mich eine ganz tolle Tat und eine Befreiung: Das ist also gelöst. Und das war so die Folge von der Erkenntnis, dass ich eben endlich bin, dass ich sterblich bin, nicht? Wenn das noch ein bisschen gedauert hätte, dass die das immer noch nicht erkannt hätten, wäre ich draufgegangen. Und aus diesem Gefühl, dass ich es dann doch geschafft habe und das jetzt erledigt zu haben, das gibt mir ein ruhiges Gefühl. Meine Hausleute wissen nichts von meiner Infektion. Die haben damals gefragt: »Ja, was haben Sie denn?« Und ich sage dann immer: »Ich hatte einen Zusammenbruch.« Also die würden, glaube ich, auch nicht so gut damit umgehen können. Aber da sage ich jetzt, also wenn ich mal oben umfalle oder so: »Herrn Thomas anrufen, das ist der Unternehmer, und dann wird alles erledigt.«

Ich habe immer noch Sehnsucht nach Afrika. Aber große Träume und Pläne habe ich eigentlich nicht mehr. Ich bin nur furchtbar dankbar, dass ich es alles erleben durfte. Jetzt möchte ich einfach Ruhe haben und ich freue mich, dass ich mir keine Gedanken machen brauche, was ich mir zu essen kaufen kann. Wenn mein Auto kaputtgeht, dann kann ich mir auch noch mal ein neues kaufen. In diesem Sinn ist es schön, keine Sorgen zu haben. Also, ich glaube auch gar nicht, dass ich so uralt werde. Das liegt auch gar nicht in unserer Familie. Das ist bei uns nicht so sehr. Deshalb, meine vielleicht zehn Jahre oder so, die kriege ich auch noch ganz gut rum. Ich möchte einfach gern meinen inneren Frieden haben. Und das gelingt mir manchmal sehr gut. Dann bin ich ganz schön

ruhig innerlich, gehe schön spazieren und gehe dann auch ganz gerne alleine spazieren und genieße das. In den letzten Wochen habe ich das nicht ganz geschafft, eben durch diese dunklen Tage im Winter. Da fing ich wieder an, so ein bisschen depressiv zu werden. Aber es ist nicht kritisch, und das will ich nicht. Ich habe keinen Grund, depressiv zu sein. Weil, mein Leben habe ich mir so eingerichtet. Ich kann niemanden beschuldigen oder sagen: Ich bin ja so alleine oder so. Ich war mein ganzes Leben alleine. Das ist dies innere Alleinsein, weißt du. Ich will das ja so.
Am Anfang hier in S. hat man versucht, mich zu integrieren, die Frauen haben dann gesagt: Zum Kaffee kommen und so. Das ist aber alles nicht mein Ding. Also, ich werde wahnsinnig, wenn die da um den Tisch sitzen und kein Thema aufkommt. Es ist so ein Blablabla und ich will das nicht. Dann lese ich lieber ein Buch oder ich höre mir einen Vortrag an. Worüber ich mich manchmal ärgere, ist, dass ich mich früher so wenig um Politik gekümmert habe. Ich war früher oberflächlicher. Ich bin jetzt wissbegierig.

Aber es gibt so wenige Leute, die sich gut unterhalten können. Früher hat dann manchmal jemand so gesagt: »Ja, hast du denn gar keine Angst, später alleine zu sein?« Dann habe ich immer gesagt: »Ach, irgendeinen älteren Mann zum Unterhalten werde ich ja immer finden.« Pustekuchen! Die älteren Männer sind genauso doof. Die haben doch alle nichts zu sagen!

Natürlich würde ich ganz gerne wissen: Was wäre passiert, wenn ich die Diagnose früher bekommen hätte? Hätte man mit einer früheren Behandlung etwas vermeiden können? Die Folgeerscheinungen oder diesen totalen Zusammenbruch? Die Schäden, die ich vielleicht habe, die ich jetzt noch gar nicht so merke. Diese Neugierde, die ist noch da. Und da denke ich manchmal, dass ich heute wieder an den Punkt komme, wo ich nicht genau weiß: Was passiert jetzt mit mir oder was wird noch in Zukunft passieren? Aber trotzdem habe ich seit der Diagnose so ein schönes Gefühl: Ich weiß jetzt, was ich habe, und ich kann was dagegen tun. Und jetzt lebe ich wieder. Gesundheitlich ist das gar kein Vergleich zu damals, vor zwei Jahren. Es geht mir wieder gut, mit Einschränkungen natürlich. Ich bin schnell erschöpft, bin nicht mehr so stark. Wenn ich im Haushalt was mache, muss ich mich zwischendurch immer mal hinsetzen. Aber ich meine, andere Leute in meinem Alter bauen auch ab. Ich kann nun nicht alles auf die HIV-Infektion schieben. Ich habe selten mal eine Erkältung, und ich meine, mein Immunsystem muss mal hervorragend gewesen sein, denn wenn sich das so lange hinzieht, bis es dann wirklich so schlimm wird, das ist ja wirklich enorm. Ich war auf nur 44 herunter. Und jetzt bin ich so bei 450. Ich bekämpfe die Dinger (lacht). Also ich habe auch ein gutes Verhältnis mit denen. Die gehören zu mir. Irgendwo sitzen sie jetzt und freuen sich oder freuen sich auch nicht, dass sie immer einen kleinen Dämpfer kriegen (lacht). Aber das gehört dazu. Das bin ich.

Ich glaube, ich würde heute noch nicht wollen, dass ich mein ganzes Leben jetzt mit Kondomen rumgemacht hätte. Ich bin zum Beispiel auch überhaupt nicht für irgendwelche Hilfsmittel, sagen wir mal Reizwäsche oder so. Ich bin ein ganz natürlicher Mensch. Und das war eben so schön damals mit den Afrikanern. Das war nur Natur. Das war nur schön. Das war nur Gefühl, weißt du. Ich bin für diese Dinge auch so dankbar. Wenn ich mir so das alles in Erinnerung rufe: Wenn ich dann nachts aufgewacht bin und da lag so ein schöner Mensch neben mir, dann habe ich immer gedacht: Mensch, die armen Frauen, die das nicht erleben dürfen (lacht). So aus diesem Gefühl heraus. Nicht, weil ich nun so furchtbar, wie soll ich sagen, verdorben war. Aber ich glaube, wenn ich dann hätte immer Kondome nehmen müssen, hätte ich die Lust verloren. Ich wollte das richtig natürlich genießen aus der Situation. Und da ist es halt passiert.

Ich weiß nicht hundertprozentig, von wem ich HIV bekommen habe. Aber ich hatte ein sehr trauriges Erlebnis: Ein langjähriger afrikanischer Freund, mit dem ich eigentlich nur eine Freundschaft haben wollte, wollte immer gleich mehr, wenn er mich sah. Und manchmal habe ich dann gedacht: Na, okay. Und der rief mich eines Nachts an und war ganz verzweifelt und hat gesagt, ob er nicht kommen dürfte und er müsste mit mir sprechen. Und da habe ich ihn abgewimmelt, weil ich dachte, der will nur kommen, um mit mir ins Bett zu gehen. Ich sage: »Nein, ich will jetzt schlafen, lass mich in Ruhe«, und das tut mir heute so leid. Der hat sich nämlich kurze Zeit danach das Leben genommen. Und ich glaube, dass da die Ursache liegt, und der ist nicht damit fertig geworden. Der ist zum Beispiel alle zwei Jahre nach Hause gefahren. Und ich könnte mir vorstellen, dass er da vielleicht HIV mitgebracht hat. Und der wollte mir vielleicht in der Nacht endlich das gestehen. Nur ich habe da noch nichts gemerkt. Ich weiß auch heute nicht, ob ich jemanden infiziert habe. Also, vielleicht habe ich ja auch ihn infiziert. Ich weiß es nicht. Aber da wäre vielleicht so ein Punkt gewesen, wo man mal über die Sache hätte sprechen können. Aber dann hat er sich das Leben genommen. Eigentlich müssten seine Freunde das doch irgendwie gewusst haben. Es hat aber keiner drüber gesprochen. Es ist überall ein Tabu. Genauso wie es unter uns Infizierten nach wie vor ein Tabu ist. Du darfst doch nicht mit jedem darüber sprechen.

Seitdem ich diese Diagnose habe, habe ich überhaupt kein sexuelles Verlangen mehr. Das ist wie abgeschnitten. Aber ich leide nicht darunter. Das hat vielleicht mit meinem Alter zu tun. Ich kann auf meine Vergangenheit, meine Erlebnisse zurückblicken, ich muss nicht unbedingt wieder Sex haben, für mich sind jetzt andere Werte ausschlaggebender. Was ich so früher veranstaltet habe! Käme mir heute manchmal wirklich sehr albern vor. Mein Körper hat sich total umgestellt. Und dann hat sich der Körper natürlich auch verändert. Ich bin auch nicht mehr so – wie soll ich sagen? – so verliebt in meinen Körper. Durch die Medikamente. Du kriegst diese Fettansammlungen. Aber ich nehme das hin, das ist halt so. Das ist mein Leben. Und das hat sich so ergeben. Wie gesagt, es gibt noch Dinge, die möchte ich viel weniger haben. Weiß natürlich nicht, wie das weitergeht. Aber bis jetzt, wenn es so bleibt, kann ich ganz zufrieden sein.

THOMAS:

Kann ich mir jetzt noch einen Schnupfen leisten?

Thomas ist 45 Jahre alt und lebt in einer süddeutschen Groß-
stadt. Das Gespräch findet an einem späteren Abend bei ihm zu
Hause statt. Er hat eine Wohnung zusammen mit seinem Freund,
mit dem er seit über 20 Jahren eine Beziehung hat. Beide sind
HIV-positiv. Auch sind beide in Vollzeit beschäftigt und haben
aufgrund guter Positionen ein hohes Einkommen und einen ho-
hen sozialen Status. Auf das Interview hatte er sich nach einer
Anzeige in einem schwulen Community-Magazin gemeldet, in
der nach Menschen gefragt wurde, die vor Kurzem eine HIV-
Diagnose erhalten haben. Er erzählt, dass er sonst in seinem Um-
feld wenige Möglichkeiten hätte, darüber zu sprechen. Selbst mit
seinem Freund sei dies nur selten Thema.

Meine Infizierung ist relativ neu, für mich und auch für meinen
Körper. Ich habe am 12. Mai um 8.10 Uhr von meiner Infektion
erfahren. Ich hatte um 8 Uhr einen Arzttermin im Krankenhaus,
wegen einer Nachuntersuchung und der Frage Blutergebnisse.
Ich bin um Punkt 8 Uhr reingegangen, nein, um 8.02 Uhr, und
dann saß da so ein Arzt, den ich vorher nicht kannte. Der meinte:
»Na ja, mit Ihrer Infizierung ...« Und ich guckte ihn mit ganz großen Augen an und fragte: »Wie, mit meiner Infizierung?« Ich hatte ein Lymphknotenproblem, und man hatte vorher gesagt, das
hat was mit meinem Ohr zu tun. Ich hab ein Ohrimplantat, ein
Trommelfellimplantat, und man meinte, ja, das könnte damit zusammenhängen, das müsste man mal abklären, ob sich das einfach da so infiziert hat. Und der Arzt stutzte dann und sagte: »Na

ja, Ihre Infizierung.« Und dann guckte ich noch mal, und er: »Äh, warten Sie doch mal draußen.« Und dann bin ich rausgegangen und genau um 8.09 Uhr wieder reingerufen worden. Und dann meinte er: »Na ja, falls Sie es jetzt nicht wissen, Sie sind HIV-positiv getestet.« Und ich: »Das ist wirklich neu.« Und es war 8.10 Uhr und diese Zahl hat sich einfach eingeprägt: 8.10 Uhr. Und meine Reaktion war wirklich genau dieses sprichwörtliche Sprachlos-Sein. Der Arzt guckte mich dann so an: »Ja, das tut mir jetzt leid, ich dachte, Sie wussten es.« Es war ein völlig anderer Arzt, den hatte ich vorher nie gesehen. Und ich wusste gar nicht, dass ich auf HIV getestet worden bin. Der andere Arzt, vorher, hatte nur gemeint: »Wir machen mal ein großes Blutbild und checken alles mal durch«, das waren 14 Tage vorher die Worte. Und ich war erst mal sprachlos. Und dann merkte ich, wie verunsichert er, der Arzt war, das verunsicherte mich. Dann hab ich irgendwann auch gefragt – der erzählte die ganze Zeit irgendwas – und ich hab gefragt: »Ja, und nun? Was soll ich denn jetzt machen?« Und da sagte der Arzt: »Na ja, wissen Sie, ich geb Ihnen jetzt mal eine Telefonnummer, und da rufen Sie mal an, das ist so eine Tagesklinik, und die werden Ihnen da schon irgendwie weiterhelfen, hier können wir jetzt erst mal nichts machen.« Und ein zweites Ergebnis abwarten müsse man sowieso. Ich sollte da anrufen und mich beraten lassen. Und wenn die dann noch was brauchen sollten, sollten die sich bei dem Arzt melden. Und dann hat man mich damit rausgeschickt, mit dieser Telefonnummer. Ich bin dann zum Auto gegangen und hab gedacht: Okay, was machst du jetzt? Dann klingelte mein Handy, und da war eine Krankenschwester dran: »Ja, Sie sind doch der mit der Infizierung.« Und ich: »Ja?« Und die: »Äh ja, der Arzt hat gesagt, Sie brauchen gar nicht mehr herkommen. Wir schicken jetzt alle da in diese Tagesstation, und die werden sich dann schon um Sie kümmern.« Und dann saß ich wirklich eine halbe Stunde im Auto. Auf der Straße am Krankenhaus, eine halbe Stunde. Ich hab das Radio angemacht und dort lief genau in der Sekunde das Lied »It's the first day of the rest of your life«. In genau dieser Sekunde lief dieses Stück. Und ich dachte bei mir: Okay, das ist es jetzt. Genau das ist es jetzt. Nach einer halben Stunde hab ich diese Tagesstation angerufen, und dann war da eine Schwester dran, irgendwie ganz nett, ganz lieb, und meinte: »Ja, kommen Sie doch einfach her, haben Sie Zeit? Kommen Sie her.« Dann bin ich dorthin gefahren und hatte ein Gespräch über eine Stunde lang. Und da fing es erst mal an, bei mir zu rattern. Das war der 12. Mai, 8.10 Uhr.

Der von dieser Tagesstation hat mir später gesagt, dass er es öfter hört, dass dieses Krankenhaus damit überhaupt nicht umgehen kann. Oder dass – wohl durch dieses System in so einer großen Klinik – irgendein Arzt irgendeine Untersuchung macht und irgendein anderer Arzt zwei Tage später eine Nachuntersuchung macht und so, da kennt man die Geschichten nicht, und da passiert es wohl öfter, so eine Aktion. Aber in diesem Fall war der Arzt auch einfach wirklich blöd und mit dem Thema absolut überfordert. Ich hatte das Gefühl, professioneller in der Situation damit umzugehen als er, obwohl er der Arzt war. Also auch dieses Rausschicken und: »Ja, gehen Sie bitte, gehen Sie noch mal raus, ich muss noch mal telefonieren.« Das war dann schon etwas merkwürdig.

In der Tagesklinik hatte ich zumindest erst mal das Gefühl, da ist jemand, der sich mit der Materie auskennt. Ich hatte zwar keine

Fragen und gar nichts, aber ich hatte den Eindruck, da sitzt mir jetzt jemand gegenüber, der weiß, was er tut, und der ist jetzt nicht überfordert, der ist Profi und kann mir auch irgendwie erst mal einen Rat geben, was zu tun ist. Nach dieser Stunde dort bin ich zur Arbeit gefahren und dachte so bei mir: Okay, jetzt machst du erst mal deinen Job, und dann denkst du heute Abend weiter. Also, ich hab da so bewusst einen Break gemacht, hab dann normal gearbeitet und hab dann erst abends meinen Freund angerufen, der arbeitet in G., und dann haben wir am Telefon lange drüber gesprochen. Und dann kam der Punkt, wo ich dann auch für mich sofort entschieden habe, weil die von der Tagesstation sagten: »Sie können hier bleiben.« Da dachte ich: Ich entscheide mich jetzt erst mal, da zu bleiben, und schaue jetzt erst mal, was passiert. Es gab ja keine Werte, nichts, nur diesen komischen Befund erst mal.

Ich bin jetzt eigentlich ganz ruhig damit. Ich glaube, das ist auch Teil meiner Geschichte. Ich komm aus der DDR und war in der DDR ganz aktiv in der Schwulenszene und in der Bewegung und war da auch ganz aktiv in der damaligen ..., was man immer Aidsbewegung in der DDR nannte. Ich bin durch Schulen gelaufen in der DDR und habe Aidsvorträge gehalten, ich hab mich eigentlich immer mit dem Thema beschäftigt, und für mich innerlich war's der große Supergau, selbst zu erkranken, HIV-positiv zu sein. Ich hab mich also eigentlich immer mit dem Thema beschäftigt und Aufklärung gemacht in der DDR. Und deshalb ist es also auch im Moment eigentlich immer noch mein Supergau, weil ich es eigentlich nicht verstehe, wie's passiert ist. Ich kann's relativ genau zurückverfolgen, es war wirklich ein geplatztes Kondom, das weiß ich. Aber eigentlich passt es nicht in mein

Weltbild rein. Ich hab mich bis jetzt nicht arrangiert damit. Es ist da. Es ist im Moment für mich eher ein sehr unwirkliches Gefühl. Auf der einen Seite, da denke ich: Wow, positiv, krank. Aber auf der anderen Seite sagt mir der Arzt in der Tagesstation: »Hau jetzt bis März ab und verschwinde und leb dein Leben und mach deine Zukunft!« Bis März soll ich mich in der Station nicht mehr sehen lassen, weil die Werte halt so gut sind. Gesundheitlich ist alles in Ordnung. Die Jacke passt noch nicht.

Kurioserweise bin ich entspannter geworden. Es ist der Supergau passiert, aber seitdem ich den Supergau habe, lebe ich entspannter. Ich beschäftige mich mit dem Thema nicht mehr so viel wie vorher. Auch in Kombination mit Angst. Nicht, dass ich gleichgültig dem Thema gegenüber geworden bin, sondern wenn ich mich damit beschäftige, nicht mehr mit so viel Angst wie vorher, mit so einer inneren Panik, wenn ich Sex hatte: Oh Gott, war jetzt alles in Ordnung oder nicht oder ... Komischerweise erlebe ich meinen Sex zum Beispiel jetzt entspannter, weil ich mich nicht mehr in der Situation darum kümmere. Also, ich betreibe immer noch Safer Sex, aber es ist im Vorfeld nicht mehr so eine Panik, immer zu beobachten, was passiert, irgendwie. Es gibt bestimmte neue Regeln für mich, die ich mir selbst gegeben habe, aber an sich lebe ich entspannter und ruhiger. Was hat sich noch verändert? Ich glaub, ich setze mir gerade neue Ziele oder neue Parameter, wie ich arbeite, wie ich lebe. Ich bin Geschäftsführer in einem großen Ausbildungsbetrieb, und wir erweitern uns gerade noch. Kollegen sagen zu mir, also zwei Kollegen wissen von meiner Erkrankung, und die sagen mir: »Mein Gott, du bist seit ein paar Monaten so entspannt, so ruhig ...« Ich war vorher fast ein Workaholic, und jetzt ist es so, spätestens nach zehn Stunden gehe ich auch wirklich nach Hause. Also, ich mach keine 13-Stunden-Dienste. Und ich hatte eine Phase so im Juni, Juli, da war ich zweimal die Woche im Kino. Ich wollte immer wieder mal ins Kino gehen und hatte nie Zeit und hab also bewusst gesagt am Schreibtisch: Jetzt ist Schluss; ich fahr jetzt ins Kino und guck mir einen Film an. Egal, was kommt. Das sind so Sachen, die haben sich verändert. Ich bin ruhiger geworden, entspannter, obwohl mir die Jacke nicht passt, aber ich glaube, das Wertesystem ändert sich gerade bei mir: Was will ich in den nächsten Jahren machen? Ich hab nicht mehr die Ziele, die ich noch vor dem 12. Mai hatte. Da haben sich einige geändert in dem, was ich in Zukunft machen will.

Früher hatte ich immer das Ziel, hundert Jahre alt zu werden. Ich hatte immer den magischen Wunsch, hundert zu sein, um dann im Jahre 2065 zu sagen: hundert! Das Ziel ist weg. Ich bin mir gar nicht so sicher, was ich da für ein Lebenszeitziel im Moment habe, aber ich glaube, es pendelt sich kurioserweise im Moment so auf fünf Jahre ein. Ich sage mir: Ich habe jetzt das Ziel, fünf Jahre zu leben. So. Und in den fünf Jahren habe ich eigentlich das Ziel, mich beruflich nicht mehr zu verändern. Ich habe früher viel gemacht, und meist nach zwei, drei Jahren habe ich mich dann auch beruflich verändert. Und da ist mittlerweile das Ziel, zu sagen: Okay, ich möchte die nächsten fünf Jahre da bleiben, wo ich bin. Ich will einfach mal sehen, ob ich es aushalte, fünf Jahre lang fünf Tage oder sechs Tage die Woche mich an einem Punkt aufzuhalten. Das ist ein neues Ziel. Also nicht wegzurennen. Das zweite Ziel ist, in den fünf Jahren gesund zu bleiben. Wobei man das, glaube ich, schwer beeinflussen kann. Und ich glaub, das dritte Ziel ist einfach dieses Gefühl von Entspanntheit, von Bewusstheit. Besser zu leben, also bewusster zu leben. Ob man das jetzt richtig macht oder falsch macht, weiß ich nicht, aber einfach genauer hinzugucken und, glaube ich, auch zu sortieren, mit was belastet man sich in seinem Leben. Wenn man das Ziel hat, hundert zu werden, kann man sich wahrscheinlich leisten, zwanzig, dreißig Jahre auch Blödsinn zu machen. Ich kann's mir, glaube ich, nicht mehr leisten, eine Woche Blödsinn zu machen, wenn ich mir sage, ich habe jetzt noch fünf Jahre. Also dann ist, glaube ich, jede Entscheidung oder jeder Tag, den man da so durchwandert, ein viel bewussterer Prozess.

Die Diagnose heißt für mich immer noch Tod. Ich leide nicht an dem Wahn einer chronischen Krankheit. Ich glaub immer noch, dass es eine tödliche Krankheit ist, und ich glaube immer noch, dass es Leute gibt, die nach der Diagnose ein Jahr leben, und es gibt Leute, die nach der Diagnose zwanzig Jahre leben, ohne irgendwas zu spüren. Und da will ich mich nicht festlegen. Dass ich halt an fünf Jahre denke, kommt vielleicht aus der DDR, Fünfjahrespläne und so. Das ist so ein Zeitraum, den ich da schon sicher finde. Aber ich glaub nicht mehr dran, hundert zu werden, überhaupt nicht. Also alles, was über fünf Jahre hinausgeht, grenzt dann an ein Wunder. Und dann kann man sich vielleicht auch wieder ein neues Ziel setzen.

Ich glaube, ich bin eher fürsorglicher geworden mit dem, was man »mein Körper« nennt. Also ich geh dreimal die Woche zum Sport mittlerweile, weil der Arzt gesagt hat, so Immunsystem und Sport ist cool. Ich mach so Rückenschule, und ich geh wirklich dreimal die Woche hin. Ich hab einige Tattoos und hab jetzt einen Plan, mir ein neues zu machen. Also meinen Körper dahingehend zu verschönern. Ich beschäftige mich schon wieder mehr mit meinem Körper. Ja, ich seh ihn etwas anders, also nicht viel besser, aber anders.

Das Einzige, was ich in Bezug auf diese Krankheit wirklich gespürt habe, war dieser Lymphknoten, der dann, nachdem die Diagnose klar war, drei Tage später wieder weg war, also sofort abgeschwollen ist, nachdem das Ergebnis kam. Ansonsten nichts, also gar nichts. Wenn ich so in meinem Körper rumdenke und rumfühle oder mir den angucke, sehe ich keine Veränderung, überhaupt nicht. Aber ich glaube, der Punkt ist, ich weiß, dass er sich verändern wird. Und das ist der Punkt, wo ich sag: So lange ich es kann, verändere ich ihn weiter, so wie ich ihn haben will. Das hat halt mal vor zehn Jahren mit diesen Tattoos angefangen und jetzt kommt halt die Piercing-Strecke dazu, hab ich beschlossen. Aber ich weiß, irgendwann wird einfach eine Veränderung eintreten, die ich dann nicht mehr kontrollieren kann. Und das werde ich, glaube ich, sehr stark wahrnehmen. Wie ich damit umgehe, weiß ich nicht, aber ich werd's sehr stark wahrnehmen. Ich habe keine Angst vor den Veränderungen meines Körpers. Eher der Punkt, dass ich es nicht beeinflussen kann. Also dass es mir eigentlich aufgezwungen wird durch irgendeinen inneren Prozess, den sicherlich Tabletten irgendwie unterdrücken können, verändern können, aber letztendlich ist es ein innerer Prozess, den ich nicht beeinflussen kann. Das ist eher, wo ich sage: Hm, da weiß ich nicht, wie ich damit umgehen werde. Ob sich so eine innere Wut da entwickeln wird auf dieses Virus? Solange ich jetzt nichts sehe oder nichts spüre, finde ich es eher absurd. Denn ich hab im Moment nicht das Gefühl für diese Krankheit, da ist halt irgendwas zusätzlich in meinem Körper. Zugleich habe ich jetzt nicht unbedingt das Bedürfnis, morgen Tabletten zu nehmen und übermorgen viel Durchfall zu haben und große Fieberschübe und überall blühen meine Lymphknoten auf. Das ist so ein Punkt, wo man es dann wahrscheinlich erst wirklich merkt, also wenn man irgendwann die Tabletten vor sich sieht. Ich hatte vor zwei Wochen so um Weihnachten rum eine Erkältung. Und ich glaube, das war die erste Frage beim Arzt, oder nein, bei der Aidshilfe: »Wie ist denn das, kann ich mir jetzt noch einen Schnupfen leisten?« Das war so meine erste Frage, so als völliger Dödel. Und der grinste nur: »Klar kannst du dir einen Schnupfen leisten.« Und ich dachte: Auch das hat sich nicht verändert. Also ich hatte einen Schupfen wie öfters mal oder wie man ihn halt hat, wenn es dämliches Wetter ist oder wenn man halbnackt durch eine Kneipe rennt. Und nach sieben Tagen war das wieder weg, also auch nicht das große Drama, was man innerlich vielleicht erwartet hat.

Damals habe ich ja an dem Abend, als ich diese Diagnose bekam, gleich meinen Freund angerufen und es ihm gesagt. Und dann meinte er zu mir, dass er seit zwei Jahren positiv ist. Und ich wusste das gar nicht. Wir sind 18 Jahre zusammen, haben uns vor zwei Jahren ganz offiziell eintragen lassen, und ich wusste das gar nicht. Als er seinen Befund bekommen hat, hat er sich nicht getraut, es mir zu sagen. Und in diesem Telefonat, als ich es ihm sagte, meinte er: »Ach, übrigens, du, ich bin seit zwei Jahren positiv.« Da hab ich's erfahren von ihm. Ich war, glaube ich, über die Nachricht viel entsetzter als über die Nachricht, die ich ihm überbringen wollte. Also nicht wegen dem Befund, sondern dass ich es zwei Jahre nicht wusste. Und er setzte sich am nächsten Tag ins Flugzeug. Und dann haben wir hier wirklich eine ganze Nacht darüber geredet. Und ich hab auch so einen Punkt gehabt, die Beziehung infrage zu stellen. Eigentlich will ich jetzt die Beziehung infrage stellen. Aber rauskam halt, dass er Panik hatte, es mir zu sagen, weil er eben nicht wusste, wie ich reagiere, bzw. weil er eben wusste, dass ich eigentlich bei dem Thema total panisch bin. Zum Beispiel, ich hab in der DDR mal so einen Hautausschlag gekriegt, hab eine Woche in meiner Wohnung in der DDR gelegen mit dem Wissen, ich habe Kaposi und werde jetzt sterben. Und nach einer Woche hat ein Freund mich zum Arzt geschickt, und der hat dann gesagt: »Ja, das sind Hundemilben.« Meine Nachbarin hatte einen Hund, ich hatte ihn zur Pflege. Für mich war's ein Vollbild. Und die Geschichte hat meinen Freund sehr geprägt, glaube ich.

Er hatte einfach Panik, es mir zu sagen. Aus der Situation heraus hab ich gesagt: »Okay, dann kann ich's akzeptieren, also dass es so lange gedauert hat.« Und er meinte: »Irgendwann war's einfach so ein Selbstläufer, wo dann auch nicht mehr die Gelegenheit war, es zu sagen.« Er hat sich so nach einem Dreivierteljahr einfach dran gewöhnt und hat's einfach auch verdrängt. Ihm ist sein Positivsein jetzt erst mal wieder bewusst geworden durch mich. Er ist seit anderthalb Jahren nicht bei einem Arzt gewesen. Jetzt ist es bei uns nicht ständig ein Thema. Nach diesem grundsätzlichen Beziehungsgespräch eigentlich nicht mehr. Also, ich erzähle ihm schon bewusst von jedem Gespräch, wenn ich beim Arzt war. Und es gibt auch Phasen, wo ich das Gefühl habe, ich würde gerne mehr mit ihm drüber reden wollen, aber er ist halt anders gestrickt. Für ihn ist das Thema nicht präsent. Für ihn ist es so eine chronische Krankheit, also völlig anders, als ich das sehe. Und das ist für ihn uninteressant. Im Moment plant er, nie Medikamente nehmen zu wollen. Es gibt jetzt nicht den Drang, HIV so in den Mittelpunkt der Beziehungsdiskussion zu stellen oder der Beziehung an sich. Da gibt's andere Themen, die für uns wichtiger sind.

Ich glaube, es gab in unserer Beziehung oder gibt noch immer Themen, die wir eigentlich nicht besprechen. Da reiht sich dieses Thema nur normal ein. Was sich auch nicht verändert hat, ist unser Sexleben, weil wir keines haben. Also vor sieben Jahren hab ich einfach drum gebeten, nicht mehr mit ihm schlafen zu wollen. Und das ist auch so geblieben, also das hat sich jetzt nicht geändert. Und das war auch der Punkt für ihn, wo er gesagt hat: »Ich wollt's dir nicht sagen, weil, wir schlafen nicht miteinander.« Es hat sich eigentlich nichts verändert, außer dass manchmal so für mich der Punkt ist, jetzt würde ich gerne doch mal drüber reden, aber ich merke halt, da kommt so ein Block von ihm. Wir haben halt auch andere Themen: Politik, Literatur, Kino, Musik. Es sind eigentlich alltägliche Situationen, wo wir merken, da haben wir die gleiche Schiene. Dann wissen wir, wir haben einen Draht zueinander, da können wir stundenlang diskutieren, da können wir vortrefflich drüber streiten. Wir wissen aber auch, es gibt Tabuthemen. Und die respektieren wir. Auf beiden Seiten. Es gibt bei ihm welche, bei mir.

Ja, wie gesagt, in der DDR hat es angefangen, dass HIV für mich ein Thema wurde. Ostberlin war ja der weiße Fleck der Aids-Welt, es gab ja keins. War ja zum Glück die Mauer dazwischen. Da fing es für mich an, dass ich Angst bekam, es könnte ja doch was sein und man würde gleich sterben. Ich hab dann einfach angefangen, das zu lesen, was ich bekommen habe über Westberlin, was wir an Material gekriegt haben. Und ich hab dann irgendwann gesagt: Okay, eigentlich ist es wichtig, darüber aufzuklären, aber mich geht's ja nichts an. Ich hab ja mit den Westsachen nichts zu tun. Aber ich glaubte, es war schon wichtig, in der Schule darüber aufzuklären. Also, so fing's an. Und dann gab's halt engagierte Lehrer, die gesagt haben: »Ja, im Zuge der Biologie-ausbildung ist ja so eine Stunde mal interessant.« Und dann haben wir über schwule Lehrer Kontakt gekriegt in Schulen und haben Gesprächsrunden gemacht, aber abends und nicht im Unterrichtsraum, sondern woanders. Und so war dieses Thema präsent. Als dann die Mauer aufging, war ich richtig panisch, weil ich dachte, jetzt schwappt's über dich rüber, du kannst dich nicht dagegen wehren. Also, es ist völlig schizophren, weil ich mich eigentlich damit beschäftigt habe, mit Übertragungswegen und allem. Und ich bin dann aber nach dem Mauerfall vier Wochen nicht in den Westen gefahren, weil ich dachte: Oh Gott, da gehst du nicht rüber. Du lässt dich nicht anquatschen, um Gottes Willen. Und als ich dann meinen Freund im Westen kennen-gelernt habe, war es eher ein Thema im politischen Sinne. Aber nicht in meinem privaten Leben, da war's kein Thema. Da war's so eine ganz kurze Welle Anfang der 90er-Jahre, wo es hieß: »Oh Gott, der ist auch positiv.« Aber dann ist es eigentlich ver-schwunden. Ich hab's absolut ausgeblendet und gesagt: Hab ich nichts mit zu tun. Ich hab jetzt einen festen Freund und bin poli-tisch informiert, und ich weiß, wie man sich schützt, und jetzt geht's mich nichts mehr an.

Also, ich hab so Pflichttermine, Aidsmarsch am Weltaidstag, mit-gemacht, aber ich hab dann Aids eigentlich nur noch aus dem Fernsehen und von Zeitschriften und so wahrgenommen, nicht mehr aus dem Freundeskreis oder aus dem privaten Umfeld, son-dern wie jeder andere normale Konsument aus den Medien. Und ich bin dann wirklich bei dem Stand, ich denke mal, 1993 so, stehen geblieben, also bei dem Wissen von 1993 bin ich stehen geblieben und hab dann für mich beschlossen, es ist für mich kein Thema mehr. Also, es war schon immer im Hinterkopf präsent, wenn ich sozusagen geplant habe, einen One-Night-Stand machen zu wollen. In dem Moment, wenn die Entscheidung gefallen ist, war das Thema auch präsent, aber immer in dieser Form von: *Achtung!* Eine große Warnanlage. Und das ist dann auch erst wieder runtergefahren nach dem Sex, auf dem Weg nach Hause: Noch mal alles Revue passieren lassen, noch mal alles abklären, war alles safe, war alles gut? Und dann sagen: Alles war gut, Warnanlage einfahren und normal weitermachen bis zum nächsten Mal. Das ist jetzt nicht mehr so, das hat sich verändert. Es ist halt nicht mehr so der Punkt, dass ich das permanent im Kopf habe beim Sex. Ich weiß einfach: Okay, es gibt bestimmte Sachen, die mache ich nicht. Punkt. Und die lasse ich nicht machen. Ich hab eine Verantwortung dem anderen gegenüber, also in der Form, dass ich auf Safer Sex Wert lege für mich und vor allem für den anderen. Aber die Warnanlage ist einfach kleiner geworden. Ich hab zwei Profile im Internet, so die Klassiker, und habe, glaube ich, am 25. Mai in beide Profile geschrieben, dass ich positiv bin. Und seitdem ist es auch so drin. Ich hab verschiedene Textvarianten genommen und umgeschrieben und hab dann aber irgendwann einfach gedacht: Jetzt schreibst du es einfach rein. Punkt. Obwohl ich immer wieder feststelle, dass es einige gar nicht lesen ... Aber wer mein Profil liest, der liest das und weiß es. So. Ich hab einmal eine Reaktion bekommen von einem Typen, der gesagt hat, wie toll er das findet, dass das bei mir so drinsteht. Und mittlerweile fällt mir halt auf, dass viele sich selbst als positiv outen, obwohl in ihrem Profil nichts drinsteht. Wo ich mir ziemlich sicher bin, dass die sich, wenn bei mir nichts drinstehen würde, nicht outen würden. Man chattet so, und irgendwann kommt so: »Ach, ich bin übrigens auch positiv.« Das stört mich an der Sache eher und ich treff mich auch mit denen nicht, weil ich so bei mir denke: Nee, will ich nicht. Es geht einfach um die Sache, sie hätten damit nicht offen gespielt. Ich mache auch diese Spielchen von wegen »Safer Sex nach Absprache« nicht mit. Für mich war das nie eine Frage, also niemals den Bruchteil einer Überlegung wert. Es kommen halt welche, die schreiben dann: »Ich bin auch positiv, und dann können wir ja unsafe.« Das passt nicht in mein Weltbild rein. Ich versteh's auch nicht und ich schreib auch zurück: »Ich versteh es nicht.«

Ich glaube, das hat etwas mit diesem Fünfjahresziel zu tun, gesund zu bleiben. Ich weiß einfach nicht – und ich will mich auch gar nicht mit dem Thema beschäftigen –, was passiert, wenn ich jetzt unsafe Sex mit einem anderen Positiven hätte. In meinem Körper, mit meinen ... mit diesen Viren. Was passiert, wenn es ein anderer Stamm ist, was passiert, wenn's der gleiche ist? Damit will ich mich nicht beschäftigen, vielleicht auch aus dem Punkt heraus, ich will mir da auch keinen Freifahrtschein geben lassen, so nach dem Motto: Jetzt ist es auch egal. Ob du da jetzt noch ein paar Hundert Viren draufkriegst oder ein paar Tausend. Dann nimmst du eine Tablette und alles schick. Unsafer Sex war vorher für mich eigentlich ausgeschlossen, und es bleibt für mich ausgeschlossen. Und nicht wegen Tripper oder so, sondern einfach, weil ich wirklich das Gefühl habe: Okay, noch mehr Viren jetzt? Nein, keinen Bock. Egal, was mir andere Ärzte oder andere jetzt sagen, das lehne ich wirklich für mich ab.

Ich kann es bis auf den Tag, bis auf die Situation genau nachvollziehen: Ich bin durch einen Unfall positiv geworden, durch ein geplatztes Kondom. Na ja, es ist halt geplatzt. Ist geplatzt irgendwann. Wenn ich böswillig wäre, würde ich unterstellen, dass der andere wusste, dass es geplatzt ist. Und der andere wusste auch, dass er positiv ist. Da wusste ich es nicht, dass er positiv war, das wusste ich erst später. Und dass es geplatzt ist, das hat man einfach danach gemerkt, also danach gesehen, dass der kaputt war, der Gummi. Es gab so ein paar Tage, wo ich wirklich das Gefühl hatte, er wusste, dass der geplatzt ist, der hat's gemerkt und hat's einfach geschehen lassen. Der hat später auch jede Kommunikation, auch über Chat und so, abgebrochen. Das war für mich eigentlich so ein Indiz dafür, dass ich glaube, dass er wusste, was da gerade passiert. Das macht mich ja auch wütend innerlich. Eigentlich hätte es nie passieren müssen, und er hätte auch merken können: Aha, gerissen, wir müssen ein neues nehmen. Es kommt ja vor, dass ein Kondom platzt, klar. Und man nimmt dann ein neues, wenn man es merkt. Ich glaub schon, dass er bewusst damit gespielt hat und dass es ihm letztendlich scheißegal war, was da passiert. Ich habe da Wut. Richtig Wut. Ich glaub, wenn ich das Gefühl hätte, es war wirklich ein Unfall, dann wär's mir eigentlich egal. Also wenn ich nicht das Gefühl hätte, dass Absicht oder ... ja, eher Gleichgültigkeit dabei gewesen ist, dann würde ich sagen: Okay, es ist passiert. Aber ich habe halt das Gefühl, es war Gleichgültigkeit dabei. Also nicht mal mutwillig, sondern Gleichgültigkeit. Das macht mich wütend. Weil ich mir selber beim Sex nie Gleichgültigkeit erlaubt habe. Ich hatte immer ein Reservekondom dabei, immer. Wenn ich den dann mal irgendwann treffe, glaube ich, könnte ich sehr aggressiv werden.

Es war eigentlich so ein ganz normaler One-Night-Stand, wie alle Hunderte davor oder Tausende, keine Ahnung. Und als ich gemerkt habe, dass das Ding geplatzt ist, also wir beide haben das gemerkt, habe ich erst mal gar nichts gesagt. Für mich war da nur einfach der Punkt wichtig, aus dieser Situation erst mal rauszukommen. Das war mir ganz wichtig. Ich wollte mit ihm darüber nicht reden. Ich wollte einfach aus der Situation heraus. So schnell wie möglich weg. Ich wollt nach Hause und mich duschen. Und das hab ich auch getan. Ich bin in ein Taxi rein und hierher und hierhoch, duschen, das war alles. Mehr nicht. Und dann haben wir uns halt eine Woche, zwei Wochen später wieder im Internet getroffen und dann auch normal weitergechattet, aber dieses Thema war überhaupt nicht Thema. Und sechs Wochen später oder acht Wochen später war ja dann der 12. Mai.

Und dann hab ich ihn angechattet und hab gesagt: »Du, ich hab jetzt ein positives Ergebnis gekriegt.« Und dann, dann hat er nur zurückgechattet, na ja, das wird er dann wohl gewesen sein, weil er halt positiv ist. Da hat er es mir dann geschrieben. Und da habe ich dann noch mal zurückgeschrieben: »Äh, kann es sein, dass es dir auch ein bisschen gleichgültig war, dass da was passiert ist, oder so?« Und in dem Moment hat er mich geblockt. Und da hab ich gemerkt, er wusste, was passiert ist. Und er hat es eigentlich an dem Abend schon gewusst. Und das war der Punkt, wo ich gesagt habe, eigentlich hätte er auch an dem Abend sagen können, dass er positiv ist, denn dann wäre ich wahrscheinlich ins Krankenhaus gerast und hätte gesagt: Achtung – ich weiß – positiv – → *Notfallmedikamente*! Was immer dann passiert wäre, ob's geholfen hätte oder nicht, keine Ahnung. Aber die Chance hatte ich dann nicht, nicht wahr?

Perspektiven: Gesundheitspsychologische Überlegungen im Dialog

»Und was soll daran bitte positiv sein?«
Was die Konfrontation mit HIV auslösen kann

Angela Kühner

Dieses Buch will Mut machen, es will »Empowerment« sein, Rückenstärkung für alle, die mit HIV und Aids zu tun haben – als Infizierte, aber auch als Partnerinnen und Partner, als Freundinnen und Freunde, als Eltern, als Kolleginnen und Kollegen, vielleicht auch als Kinder von Infizierten, die man allzu oft vergisst. Dieses Buch will Wege und Perspektiven aufzeigen, besonders durch die Gespräche, die hier zu Geschichten verdichtet sind und von dem Leben mit HIV oder Aids erzählen. Sie erzählen von einem Leben, das meist nach einem anfänglichen Schock, manchmal sogar einem Todeswunsch, irgendwie weitergeht und weiter gelebt wird. Das geht nicht ohne Mut und Hoffnung. Aber macht es wirklich Mut, diese Geschichten zu lesen, oder stehen nicht doch die anderen, die komplizierten Gefühle, die Verletzbarkeiten und Verletzungen, die Abgründe im Vordergrund? Wie kann dieses Buch wirklich ermutigen – und helfen?

Denn Bücher wie dieses wollen helfen. Sie wollen ein Zwischenschritt sein, entzerren, beruhigen, aufklären und vor allem auch Raum schaffen für etwas, was ich hier handlungsentlastete Nachdenklichkeit nennen möchte. Sie knüpfen an ein psychologisches Bedürfnis an, das viele Menschen haben, wenn es um schwierige Themen geht: Es kann oft nicht alles »einfach so« besprochen werden. Denn was soll man sagen, wenn man vielleicht überwältigt ist oder zumindest verstört, verwirrt von komplizierten Gefühlen, von Angst, Schuld, vielleicht Wut, vielleicht sogar Ekel, wie es in einer der Geschichten als spontane Reaktion einer Mutter beschrieben wird? Ich denke, dass niemand un-berührt bleibt, wenn jemand sich als positiv »outet«. Und dass sich niemand gänzlich un-berührt »outen« kann. Und ich denke, dass die meisten spontan nicht so reagieren, wie sie es sich im Nachhinein wünschen würden. Lesen ändert nichts an den harten Tatsachen, aber es kann dazu beitragen, behutsamer, langsamer – eben: nachdenklicher – ins Gespräch zu kommen. Lesen heißt, den Dialog zunächst einmal mit sich selbst zu führen, im eigenen Tempo, selbst gesteuert, und ohne dem anderen die akuten Reaktionen zuzumuten. Das ist ein wichtiger Vorteil. Aber es ist auch ganz schön viel verlangt.

Die Geschichten in diesem Buch haben einen eigenartigen Sog – ich habe sie fast atemlos gelesen. Als ich fertig war, dachte ich: Ist das Ermutigung – oder eher Zumutung? Ist es wirklich richtig, diese Interviews hier so für sich sprechen zu lassen? Aus Interviews sind dichte und intensive Geschichten geworden, die zum Teil sehr gemischte Gefühle auslösen werden, dessen bin ich mir als Psychologin sicher. Denn anders kann es gar nicht sein, wenn es um Sex und Tod, Schuld und Entlastung, Angst und Mut, Zweifel und Hoffnung geht, und diese Geschichten nicht erfunden, sondern wahr sind. Und so könnte sich beim Lesen genau das ereignen, wovor Positive oft Angst haben: Dass vor allem die nicht direkt von HIV betroffenen Leserinnen und Leser die Geschichten gar nicht zum Weiterdenken nutzen können, sondern in schwierigen Gefühlen stecken bleiben und sich schlussendlich wieder auf das zurückziehen, was sie schon vorher dachten und befürchteten. Für viele schwule Positive scheint es ja nicht zuletzt diese Angst vor der Bestätigung solcher Vorurteile und Befürchtungen zu sein, die gerade das Sprechen mit den Eltern über die eigene Krankheit noch schwerer macht. Und auch für positive Leserinnen und Leser könnte es diejenigen Gefühle verstärken, die Jonas in seiner Geschichte beschreibt: »Zu denen will ich nicht gehören.«

Solche Effekte werden sich nicht verhindern lassen. Ich denke, dass gerade selbstkritische Leser sich bei der einen oder anderen Geschichte dabei ertappen werden, dass sie nun einfach nur ihr Vorurteil bestätigt sehen. Vielleicht erschrecken sie darüber. Vielleicht sind sie verwirrt. Mit dem vorliegenden Kapitel möchte ich an diese möglichen Gefühle und Gedanken anknüpfen und dazu beitragen, dass Sie darin nicht stecken bleiben, sondern sie zum Weiterdenken nutzen können. Denn aus psychologischer Sicht lässt sich die Not zur Tugend machen, wenn die Gefühle und Gedanken als etwas verstanden werden können, das mit dem Gegenstand unmittelbar zu tun hat. Ich möchte diese psychologische Haltung im folgenden Abschnitt kurz erläutern.

Wen verstehe ich? Dich oder mich? Oder gar nichts?

Psychologisches Verstehen von Geschichten

Verstehendes, aufmerksames Zuhören ist eine der wichtigsten psychologischen Fähigkeiten und bildet die Grundlage von Beratungsgesprächen und Psychotherapie, von Coaching und Supervision. Wenn Menschen lernen zu beraten, dann müssen sie jedoch nicht nur lernen, der Geschichte des Gegenübers gut zuzuhören, sondern sie müssen auch lernen, ihre Aufmerksamkeit zugleich nach innen zu richten: darauf, was das Gesagte in ihnen auslöst, was sie selbst fühlen und denken, während der andere spricht. Dies können durchaus seltsame Einfälle sein, vielleicht ein Bild, das sich aufdrängt, ein plötzliches Gefühl des Misstrauens, eine scheinbar unpassende Traurigkeit, vielleicht eine körperliche Reaktion. Die Psychologie versteht solche Reaktionen als mögliche Hinweise auf etwas, was in der Geschichte enthalten ist, aber vielleicht nicht so deutlich ausgesprochen wird. Nun ist natürlich nicht jede Reaktion ein wichtiger Hinweis – die Kunst guter Beratung besteht dann darin, dass die Beraterin ihre Reaktionen wahrnimmt und ernst nimmt, aber nicht zu schnell denkt, dass sie schon verstanden hat, was mit dem Gegenüber los ist. Der bekannte Arzt und Psychotherapeut Wilfred Bion nannte dies »negative capability«, die Fähigkeit, das Gefühl auszuhalten, dass ich etwas nicht gleich verstehe.

Aber irgendwann will man dann verstehen. Im nächsten Schritt kommt deshalb eine weitere Kunst zum Tragen: Wenn ich eine Geschichte höre oder lese, kann ich mit einiger Aufmerksamkeit viele verschiedene Gefühle und Gedanken wahrnehmen, Erinnerungen an eigene Erfahrungen werden wach (z. B. »Wie war das bei mir in den 80er- und 90er-Jahren, wie habe ich HIV wahrgenommen?«), Erinnerungen an andere Geschichten (»Der XY hatte damals auch so einen Überlebenswillen«), der in der Einführung zu diesem Buch angesprochene Abgleich mit sich selbst (»Wie war/ist das bei mir?«).

Diese Gefühle und Gedanken lassen sich in zwei Kategorien aufteilen, zwei verschiedenen (Interpretations-)Linien zuordnen: Es sind zum einen Gefühle, die etwas mit mir zu tun haben: mit meiner Geschichte mit HIV, mit Angst vor Krankheit, mit Schuld, Sex und Tod. Es sind zum anderen aber auch Gefühle, die mehr mit der Geschichte an sich zu tun haben, die man also als unmittelbare Reaktionen (wissenschaftlich gesprochen: Resonanzen, Gegenübertragungen) verstehen kann auf das, was direkt oder indirekt in den Geschichten gesagt wird.

Dabei ist es wichtig, anzuerkennen, dass in den gemischten Gefühlen immer beides enthalten ist, Hinweise auf etwas Eigenes und Hinweise auf etwas beim oder im anderen. Niemand kann diese beiden Seiten ganz klar trennen, und für das Verstehen in diesem Buch ist das auch nicht entscheidend. Das Buch soll ja die Leser nicht zu Beraterinnen machen, sondern es soll helfen, HIV und Aids in ihrer Bedeutung für alle Beteiligten besser zu verstehen. Insofern soll dieses Kapitel ermutigen, die Haltung einzunehmen, die psychoanalytisch orientierte Sozialwissenschaftler nutzen, wenn sie Texte zu verstehen versuchen. Sie lesen den Text aufmerksam und achten darauf, welche Stellen sie verstören, irritieren und scheinbar seltsame Einfälle auslösen. Diesen Einfällen gehen sie genauer nach, weil sie an diesen Stellen verborgenen, aber wichtigen Sinn vermuten. Ziel ist, mithilfe der eigenen Reaktionen und Assoziationen ein bestimmtes Phänomen besser zu verstehen – in unserem Fall könnte man es »sozial-psychologische Dynamiken rund um HIV« nennen.

»Das Leben ist ungerecht – oder doch nicht?«
HIV als Behinderung, HIV als Trauma?

Es gehört zu den unliebsamen oder unangenehmen sozialpsycho-logischen Einsichten, dass Menschen in aller Regel Schwierigkei-ten haben, dem anderen zuzuhören, wenn er von schwierigen Er-fahrungen – von einer Leidensgeschichte – erzählt. Ein typisches Beispiel hierfür liefert die Atmosphäre in Deutschland in der un-mittelbaren Nachkriegszeit, »wo jeder mit seiner Geschichte im Zweifelsfall die Geschichte des anderen totschlagen konnte«. Unter anderem damit begründet der in der NS-Zeit als »Halbju-de« verfolgte evangelische Theologe Walter Joelsen, warum er die eigene Verfolgungserfahrung bis in die 1990er-Jahre kaum thematisiert habe.* Man kennt das Phänomen aus dem Alltag, wenn eine Krankheitsgeschichte die andere überbietet. »Ich hab es schwer (gehabt)« kann offensichtlich so etwas wie Rivalität auslösen. Generell scheint es schwierig zu sein, einer schwierigen Geschichte einfach zuzuhören und nicht eine eigene Geschichte oder etwas Relativierendes entgegenzusetzen. Allerdings funk-tioniert diese Abwehrstrategie nicht immer in gleicher Weise, je nach Art der Schwierigkeiten oder Leidensgeschichte kann diese sozialpsychologische Grunddynamik unterschiedliche Formen annehmen. Der gemeinsame Nenner ist dabei die Konfrontation mit einem Leid. Mit welchen anderen Schwierigkeiten lässt sich HIV vergleichen?

Kann man HIV mit einer Behinderung vergleichen, weil es sich um eine Einschränkung handelt, die (wahrscheinlich) nicht vergeht? Behinderte erleben oft von ihrer Umwelt weniger die beschriebene Rivalität, sondern viele andere Abwehrstrategien. Oft sind die Reaktionen bereits auf den Anblick etwa von Rollstuhlfahrerinnen eine Mischung aus Wegsehen, Mitleid, Befangenheit, Verkrampfung. Dies mag vielschichtige Gründe haben. Ein wichtiger Grund ist jedoch, dass Behinderte Nichtbehinderte mit einer Möglichkeit konfrontieren: Es kann dir auch passieren. Das Leben ist ungerecht und es gibt einfach gar keinen Grund, kein Verdienst, das man heranziehen kann, um die eigene Gesundheit im Vergleich zu einer Behinderung zu erklären. Und es gibt auch umgekehrt keinen Schuldigen, auf den man seinen Ärger richten könnte. Man ist also ganz ohne innere Fluchtmöglichkeiten mit dem Leiden des Gegenübers konfrontiert. Wenn die innere Flucht nicht klappt, bleibt nur die äußere. Allerdings ist HIV, anders als die meisten Behinderungen, nicht angeboren, sondern eine Krankheit, die man auf ein konkretes Geschehen zurückführen kann. Insofern könnte man als eine andere Parallele die Reaktion auf Trauma heranziehen.

Obwohl sich die gesellschaftliche Anerkennung und Sensibilität für die Folgen von traumatischen Verletzungen (durch Amokläufe, schwere Unfälle, sexualisierte Gewalt) stark erhöht hat, ist die Einfühlung in Trauma-Opfer keineswegs eine natürlich vorhandene Tendenz. Im Gegenteil, es ist eher erstaunlich, dass sich diese Tendenz in den letzten Jahrzehnten so sehr entwickelt hat. Die »normalere«, verbreitete Reaktion auf fremde Traumata ist eher die Schwierigkeit, sich in das Opfer einzufühlen, besonders, wenn Menschen anderen Menschen Gewalt angetan haben. In der psychologischen Fachliteratur gibt es einen eigenen Begriff dafür: Als »Blaming the victim« wird der Sog beschrieben, dem

Opfer doch ein bisschen Mitschuld zu geben. Viele Opfer quälen sich damit, dass sie das dann von sich auch selbst denken: Hab ich doch Mitschuld? In vielen Traumatherapien spielt die Auseinandersetzung mit diesen ungerechtfertigten Schuldgefühlen eine wichtige Rolle, und es gilt als heilsam, wenn die Schuld des Täters klarer gesehen und benannt werden kann. Viele Therapieansätze halten es in diesem Zusammenhang auch für wichtig, die ursprüngliche traumatische Situation zu rekonstruieren, um den realen Handlungsspielraum besprechen zu können.

Die Konfrontation mit HIV kann für viele Betroffene ein Schock sein, der in der Situation der Diagnose ihre psychischen Bewältigungsmöglichkeiten überfordert. Dies entspricht in etwa der Definition von Trauma. Insofern kann HIV mit einem Trauma verglichen werden. Eine weitere Gemeinsamkeit ist die hohe Bedeutung der Infektionssituation als Schlüsselszene für die psychische Verarbeitung. In der Reaktion des Gegenübers gibt es jedoch einen entscheidenden Unterschied: HIV lädt das Gegenüber von vornherein zur Abwehr, zur inneren Flucht ein. Denn mit dem Sichoffenbaren ist sofort die Frage im Raum: »Wo hast du es her?« Ich kann nicht abschätzen, in wie viel Prozent der Fälle diese Frage dann auch wirklich gestellt und beantwortet wird. Aber auch wenn es keine reale Antwort gibt: In der Fantasie des Zuhörers gibt es ein Szenario, mit dem er sich, wenn er nicht selbst infiziert ist, wahrscheinlich nicht identifiziert, sondern das ihm die psychische Flucht ermöglicht: So was habe ich eben nicht gemacht und daher habe ich verdient, dass ich gesünder bin. Das Leben ist also doch nicht ganz so ungerecht.

» Wie würde es mir gehen?«
Abwehr von Verletzbarkeit

Im vorigen Abschnitt habe ich beschrieben, dass » schwierige Geschichten« oft abgewehrt werden müssen, weil sie das Gegenüber damit konfrontieren, dass es dem anderen schlechter geht. In dieser Variante geht es somit vor allem um die Abwehr von Unbehagen, vielleicht um die Angst, beneidet zu werden, weil es einem besser geht, oder aber es geht um Schuldgefühle. Es gibt darüber hinaus auch noch eine andere sozialpsychologische Erklärung, die oben bereits beim Thema Behinderung kurz angedeutet wurde. So betonen viele Traumaforscherinnen, dass Trauma das Gegenüber nicht nur mit Schuld, sondern auch mit der eigenen Verletzbarkeit konfrontiert. Dies gilt besonders dann, wenn man sich aufgrund sozialer Merkmale dem Opfer näher oder ähnlich fühlt. Auch wenn es dann vielleicht in der Konfrontation mit einer »positiven Geschichte« gelingen kann, sich zu distanzieren und sich innerlich zu versichern, dass im eigenen Leben keine vergleichbare Gefahr besteht, sich mit HIV zu infizieren, so bleibt aber doch die indirekte Konfrontation damit, dass es schwere Krankheiten gibt, vor denen man sich nur zum Teil schützen kann. Insofern konfrontieren viele der Erzählungen den Leser indirekt dann eben doch mit der Frage: Wie würde es mir ergehen, wie würde ich damit umgehen? So beeindruckt Jutta, eine der infizierten Frauen in diesem Buch, mit einem unglaublichen Überlebenswillen. Sie erzählt aber zugleich die Geschichte von einem Mitpatienten, der diesen Willen nicht gehabt habe und dann gestorben sei. Diese Geschichte bietet somit zwei entgegengesetzte Identifikationsfiguren an, und der Leser oder die Leserin kann sich fragen: Wer wäre ich in dieser Geschichte? Könnte ich so einen Überlebenswillen entwickeln oder würde bei mir die Verzweiflung überwiegen? Und würde das dann heißen, dass ich auch nicht überleben würde?

> *» Will ich es so genau wissen?«*
> *Beschleunigte Intimität*

Weiter oben war bereits davon die Rede, dass die Konfrontation mit dem Thema HIV unweigerlich schwierige Gefühle auslöst, weil HIV nicht nur mit Krankheit, sondern auch mit Sex verbunden wird. Und tatsächlich fällt bei der Lektüre der Geschichten auf, dass alle Geschichten eine Infektionsgeschichte enthalten, die etwas mit Sex zu tun hat. In diesem Sinne sind Infizierte gezwungen, über ihre Sexualität zu sprechen, wenn sie sich bereit erklären, sich zum Thema HIV interviewen lassen. Die Frage nach HIV gehört somit zu der Sorte Fragen, die sehr schnell dazu führen, dass jemand Intimes preisgeben muss, was er sonst vielleicht viel später im Laufe einer Beziehung oder eben nie erzählen würde. Die Frage nach HIV gehört somit zu den Fragen, die unschuldiger tun, als sie sind. Die Intimität wird jedoch nicht nur dem Infizierten sehr schnell zugemutet, sondern auch dem Gegenüber. Beide Beteiligten eines Gesprächs über HIV geraten in eine Situation, in der sie sich entweder fragen: »Wollte ich das so schnell so genau wissen?« Oder: »Wollte ich das so schnell so genau sagen?«

Aber es gibt nicht nur Abwehr ...

Der Literaturwissenschaftler und Leiter des Hamburger Instituts für Sozialforschung, Jan Philipp Reemtsma, der sich viel mit dem kulturellen bzw. gesellschaftlichen Umgang mit Gewaltopfern beschäftigt hat, weist darauf hin, dass es in diesem Feld in jüngerer Zeit eine interessante Entwicklung gibt: Immer häufiger beschreiben Opfer von Entführungen, Vergewaltigungen, Geiselnahmen ihre ganz persönlichen Erfahrungen in einem Buch oder berichten in den Medien darüber.** Vieles davon ist aus psychologischer Perspektive kritisch zu sehen und fällt unter die Rubrik »Sensationslust«. Jedoch ist die Beobachtung zugleich auch ein Hinweis darauf, dass es ein zunehmendes echtes Interesse daran gibt, etwas darüber zu erfahren, wie Menschen mit schwierigen Erfahrungen umgehen. Dieses Buch setzt darauf, dass beides beim Lesen wirksam wird, die Abwehr und ein echtes Interesse. Und dieses sozialpsychologische Kapitel sollte darauf hinweisen, dass beides dazugehört und dass auch die Abwehr als Möglichkeit zum Weiterdenken genutzt werden kann.

Anmerkungen

* Keine Experimente. Die evangelische Kirche in Bayern nach 1945. Dokumentarfilm des Bayerischen Rundfunks von Jutta Neupert, 2009.

** Siehe dazu: JAN PHILIPP REEMTSMA: Trauma – Aspekte der ambivalenten Karriere eines Konzepts. In: Sozialpsychiatrische Informationen, 33 (2003), S. 37–43.

Was es bedeutet, »positiv« zu leben:
Alltägliche Erfahrungen zwischen Normalität
und Ausnahmezustand
Phil C. Langer

»Und was soll daran bitte positiv sein?« In der Diskussion, wie wir als Autorinnen und Herausgeber dieses Buches die Interviews verstehen und welche unterschiedlichen Verständnisangebote wir den Leserinnen und Lesern aus sozial- und gesundheitspsychologischer Perspektive mit auf den Weg geben können, stellte Angela Kühner diese Frage, und ich war überrascht. »Wie positiv muss es denn noch werden?!« war meine spontane Reaktion. Viele Erzählungen, die sie als höchst problematisch empfand, da sie bei den Interviewpartnern eine folgenreiche Verdrängung oder eine selbstdestruktive Todessehnsucht erkannte, konnte ich gut nachvollziehen. Ich fand sie angesichts der berichteten Erfahrungshintergründe nur allzu verständlich und als besondere Weise des Umgangs mit der Infektion durchaus »positiv«.

Offenbar sind viele Lesarten der Geschichten möglich, ja, diese scheinen mir beinahe zwingende Folgen der vielfältigen Widersprüche oder Widersprüchlichkeiten in den Interviews zu sein, die etwas über das Leben mit HIV und Aids selbst aussagen. Und so möchte ich im Folgenden eine sozialpsychologische Perspektive auf die Herausforderungen versuchen, die sich aus den Ambivalenzen des Lebens mit HIV und Aids ergeben.

Solche Ambivalenzen zeigen sich etwa in der Geschichte von Christine, in der sie über ihr ebenfalls HIV-positives Kind erzählt: »Und die missverstehen das ständig und unterstellen auch ständig, dass sie noch nicht geistig so weit ist und solche Dinge. Dabei ist sie überdurchschnittlich, sie ist schlau ... Wo man manchmal sagt: Wow, also für so ein kleines Kind ist das schon erstaunlich, dass sie Dinge miteinander verknüpft und verbindet, wo jemand anders gar nicht drüber nachdenkt oder wo man gar nicht so drauf kommt. Also, sie macht sich sehr viel Gedanken. Sie ist auch kein ängstliches Kind. Nur ist sie manchmal skeptisch gegenüber Fremden. Das ist ja gesund. Warum soll ich denn mit jedem Fremden gleich mitgehen als Kleinkind? Ich finde das gesund. Es ist ein gesundes Zeichen. Und die Leute von der Frühförderung kapieren einfach nicht, dass ich so genau auf sie aufpasse. Die Untersuchungen sind für sie zum Beispiel jedes Mal eine Tortur. Da ist sie dann zu müde und dann isst sie mir nichts. Und es ist alles immer ein Nachteil für sie: Wenn sie müde ist, isst sie nicht, dann nimmt sie ab, dann stimmen die Medikamentengaben nicht mehr. Da passe ich eben sehr auf, dass das übereinstimmt. Und dann kommt: ›Wieso? Das ist doch nicht so schlimm!‹ Die kapieren das einfach nicht. Natürlich ist das schlimm, wenn sie abnimmt. Sie leidet doch an einer auszehrenden Infektion. Dann sage ich: Nein, sie ist zwar kein krankes Kind, sie ist nicht erkrankt, aber sie hat doch einen Virus im Körper, das sie jederzeit begleitet. Deswegen darf man das doch nicht so runterspielen immer. Sie ist kein gesundes Kind, das man jetzt überfordern darf.«

Der Interviewausschnitt ist aufschlussreich, da er aufzeigt, wie schwer es sein kann, die komplexe Wirklichkeit des Lebens und des individuellen Umgangs mit der Infektion angesichts vielfältiger gesellschaftlicher Annahmen über das Positivsein zu vermitteln. Es geht in Christines Erzählung viel um »gesund« und »krank«, um diesbezügliche Zuschreibungen von anderen und die eigene Sicht darauf, um die Frage der angemessenen Deutung einer »positiven« Lebensrealität. Christine ist darum bemüht, ihr Kind vor Missverständnissen zu schützen, mit denen es aufgrund der HIV-Infektion konfrontiert ist. Indem sie darauf verweist, dass ihr Kind medizinisch eigentlich nicht als krank zu bezeichnen und auch seine Skepsis gegenüber Fremden in einem sozialen Sinn ein »gesundes Zeichen« sei, versucht sie, es von dem Stigma der Krankheit Aids zu befreien, es als ein »normales« Kind unter anderen zu begreifen. Dabei muss sie diese Normalität gleichzeitig relativieren, denn angesichts der lebenslangen Begleitung des Lebens durch das Virus ist es auch »kein gesundes Kind«. Es ist eine sehr differenzierte Argumentation, die für Menschen ohne ein gutes Wissen über HIV und Aids zum Teil widersprüchlich erscheint: Ist das Kind denn nun gesund oder krank? Aber eben diese Frage ist im Zusammenhang mit einer HIV-Infektion nicht so leicht zu beantworten. Zumindest stellt das Leben mit dem Virus keine »normale« Normalität dar, wie die Schwierigkeiten von Christine, das auf den Punkt zu bringen, deutlich machen.

Das, was sich in diesem Ausschnitt letztlich zeigt, ist eine Sehnsucht nach alltäglicher Normalität, die jedoch nie frei von Ambivalenzen und Brüchen ist. Sie findet sich auf vielfältige Weise in den Geschichten in diesem Buch und spiegelt die Lebenswirklichkeit von Positiven wider. Dabei zeigt sich ein Spannungsfeld zwischen eben dieser Sehnsucht nach Normalität und den vielfältigen Problemen, diese Normalität gesellschaftlich zu leben, die oft nur schwer vermittelbar sind. Die ständigen Zuschreibungen z. B., eben nicht »normal« zu sein, bringen die verschiedensten Strategien hervor, durch die diese Normalität doch gelingen soll, und dies zeitigt wiederum teilweise widersprüchliche Folgen.

Dabei ist der Wunsch nach Normalität gut nachvollziehbar. Der Therapieerfolg seit Mitte der Neunzigerjahre hat für Positive nicht nur eine längere Lebenserwartung und eine bessere Lebensqualität geschaffen, sondern auch die Notwendigkeit mit sich gebracht, selbstständig neue Lebensperspektiven zu entwickeln. Für Menschen mit HIV besteht die große Herausforderung darin, ihre Krankheit ins »normale« Leben, in ihren Alltag zu integrieren, mit der Infektion zurechtzukommen, um nicht in einem permanenten Ausnahmezustand zu leben. Wer in der Lage ist, eine alltägliche Lebensnormalität herzustellen, hat eine wesentliche Voraussetzung für das psychische Wohlbefinden und einen gelingenden Umgang mit der Belastung durch die Infektion geschaffen. Aber was bedeutet diese Normalität im Zusammenhang mit HIV und Aids? Festzuhalten ist, dass Normalität niemals etwas Wertfreies ist. Der Begriff verweist immer auf das, was gesellschaftlich, kulturell und politisch zu einer bestimmten Zeit als »normal« begriffen wird. Die Vorstellungen, was »normal« sei, sind vielfach verschieden und in ständiger Veränderung begriffen. In unserer Gesellschaft, für die Gesundheit zu einem zentralen Imperativ geworden ist, bedeuten HIV und Aids von vornherein etwas ganz und gar Anormales. Die Krankheit wird mit qualvollem Tod, sozialem Stigma, persönlicher Schuld verbunden. In den Augen vieler Menschen, die sich bislang nicht mit der Infektion auseinandergesetzt haben, wird der oder die Positive oft rein über die Krankheit definiert und mit der Krankheit identifiziert. Dies führt dazu, dass HIV-Infizierte ständig im Alltag mit diesen Zuschreibungen konfrontiert werden oder zumindest erwarten müssen, damit konfrontiert zu werden. Diese Zuschreibungen beeinflussen das Selbstbild, schreiben sich tief in die Identität des und der mit HIV Infizierten ein und machen es notwendig, sich gegenüber den gesellschaftlichen Wertungen der Krankheit – und damit der Abwertung seiner selbst – zu verhalten.

Vor diesem Hintergrund ist das Begehren nach Normalität zu sehen. Es lässt sich aus gesundheitspsychologischer Perspektive mit dem Ansatz der Salutogenese, den der israelische Arzt und Psychologe Aaron Antonovsky begründete, näher beschreiben. In Antonovskys Konzept der Entstehung und Erhaltung von Gesundheit wird das Begehren nach Normalität als »Gefühl von Kohärenz« gefasst. Er versteht dieses als »eine globale Orientierung, die das Ausmaß ausdrückt, in dem jemand ein durchdringendes, überdauerndes und dennoch dynamisches Gefühl des Vertrauens hat«. Antonovsky postuliert, dass eine Person umso gesünder ist, je stärker das Kohärenzgefühl ausgeprägt ist. Dieses umfasst das Gefühl von Verstehbarkeit, das Gefühl von Handhabbarkeit bzw. Bewältigbarkeit und schließlich das Gefühl von Sinnhaftigkeit bzw. von Bedeutsamkeit. Für das Gefühl von Verstehbarkeit ist entscheidend, dass die Welt nicht chaotisch, willkürlich und unerklärlich wahrgenommen wird, sondern als wohlgeordnet und strukturiert. Für die Handhabbarkeit ist maßgeblich ein Gefühl, Schwierigkeiten lösen zu können und geeignete Ressourcen dafür verfügbar zu haben. Sinnhaftigkeit ist zu verstehen als ein Gefühl, im Leben einen Sinn zu sehen und dessen Probleme und Anforderungen als Herausforderung betrachten zu können.

Im Hinblick auf HIV und Aids begründet die alltägliche Normalisierung der eigenen Infektion insbesondere das Gefühl der Handhabbarkeit: ein Vertrauen, mit der Krankheit umgehen, mit ihr leben zu können. Ist dieses Vertrauen beschädigt, wird auch das psychische Wohlergehen angegriffen und das alltägliche Leben leicht als Überforderung empfunden.

Es gibt in diesem Sinne unterschiedliche Wege, die Krankheit als »normal« in sein Leben zu integrieren, von denen im Folgenden einige beschrieben werden sollen. So besteht ein erster Weg darin, die gesellschaftlichen Zuschreibungen des Nicht-Normalen, mit denen der Positive konfrontiert wird, als »normal« anzuerkennen, sich also mit der Krankheit zu identifizieren und auch die moralischen Wertungen, die mit ihr verbunden sind, zu akzeptieren. In diesem Fall geht das Positivsein mit einer Selbststigmatisierung einher. Die Infizierung wird als eigene »Schuld« verstanden. Hier kann zwar durchaus ein gewisses Gefühl von Kohärenz hergestellt werden, da es den Betroffenen jedoch oftmals nicht möglich erscheint, mit der Krankheit »erfolgreich« umzugehen, sie aktiv handhabbar zu machen, besteht die Gefahr, dass der Weg zu Lebenspessimismus und Fatalismus führt. Bernds Geschichte ist für mich ein Beispiel dafür. Er erzählt davon, die Krankheit hinzunehmen, ohne für sich große Einflussmöglichkeiten zu sehen. Über den Erfolg der Therapie ist er selbst erstaunt, denn »wenn ich ausbreche, merke ich halt, das bringt irgendwo nichts, weil ich mich ja überallhin mitnehme. Ich hatte immer schon das seltene Glück, Außenseiter zu sein.«

Ein zweiter Weg ließe sich als Abwehr des Positivseins verstehen. Ein reflektierter Umgang mit der Infektion und ihren Folgen wird vermieden, es kommt zu keiner Integration von HIV in die eigene Identität, sondern die Betroffenen tabuisieren ihre Krankheit, die sie als gewaltiges Stigma empfinden. Indem sie ihre Infektion weitgehend aus dem Alltagsleben verdrängen, können sie ein Gefühl von Normalität, eines Weiterlebens »wie bisher« erzeugen. Dieses Gefühl ist freilich sehr fragil und zieht oftmals schwere Krankheitsverläufe nach sich, da die Krankheit so lange verdrängt wird, bis es für einen Therapiebeginn aus medizinischer Sicht zu spät ist. Einen besonders dramatischen Fall, der nicht in dieses Buch aufgenommen wurde, beschreibt eine HIV-Schwerpunktärztin. Sie erzählt von einem schwulen Mann, der von seiner HIV-Infektion zwar wusste, jedoch nur unregelmäßig zur ärztlichen Kontrolle der Werte kam und schließlich vorstellig wurde »mit einem, ich würde sagen: tennisballgroßen Tumor am Hals, der nicht zu übersehen war. Das muss wirklich lange, lange, lange, lange verdrängt worden sein. Er erzählte: ›Ich hatte viel zu tun und ich wollte nicht, und irgendwie ging es mir doch immer gut, und eigentlich komme ich ja jetzt nur, weil es mir so ein bisschen schlechter geht und weil man es auch sieht. Weil man den Tumor sieht. Also, da konnte man auch keinen Schal mehr drum machen.‹ Und das war wirklich dann so worst case. Mit Lymphom und 30 Helferzellen, und alles, was schiefgehen konnte, ist dann auch schiefgegangen und der Mann hat es auch nicht überlebt. Das ist so ein tragischer, ganz tragischer Fall.« (Der Bericht entstammt der Studie zu den Hintergründen von HIV-Spät-diagnosen, aus der einige der Interviews für dieses Buch entnommen wurden.) Trotz der weitgehenden Verdrängung der Infektion aus dem Alltagsleben bricht die Krankheit irgendwann als Ausnahmezustand herein: Wenn die Krankheit schlimmer wird, muss sie in der Beziehung thematisiert werden, und dann wird sie häufig auch am Arbeitsplatz aufgedeckt. Oftmals bestehen dann keine Ressourcen, mit diesem Ausnahmezustand fertig zu werden, da die Krankheit auch im engen sozialen Umfeld verheimlicht wurde.

Ein dritter Weg besteht genau entgegengesetzt darin, das eigene HIV-Positivsein als Normalität zu verstehen. Es findet eine Identifizierung mit der Infektion statt, eine »positive« Identität wird geschaffen. Indem man sich als Positiver oder Positive definiert und ein vielfach aus anderen HIV-Positiven zusammengesetztes soziales Umfeld herstellt, begründet man eine ganz »andere« Normalität, die eine Auseinandersetzung mit den von der Gesellschaft herangetragenen Wertungen der Krankheit unnötig macht. Positivsein ist in diesem Sinn zu begreifen als Leben in einem anderen Bezugssystem, das Zugehörigkeit verspricht. Von diesem Bezugssystem aus, das HIV als Normalität setzt, werden – nicht selten unbewusst – nun alle Handlungen neu bewertet. So ist es für viele Menschen ohne HIV teilweise nicht nachvollziehbar, weshalb sich Infizierte trotz ihrer Erkrankung weiterhin gesundheitlichen Risiken wie dem Rauchen, dem Drogenkonsum oder – durch Verzicht auf Safer Sex unter Positiven – anderen sexuell übertragbaren Infektionen aussetzen, sie in Kauf nehmen. Dabei wird in gewissem Sinn das aktuelle Positivsein als Normalzustand empfunden und eine mögliche Syphilis nicht als große Belastung gesehen, da sie im Vergleich zu einer HIV-Infektion leicht therapierbar und auch heilbar ist – damit einem grippalen Infekt für Negative nicht unähnlich. Problematisch wird dieser Weg der Normalisierung der Krankheit insofern, als das eigene Leben und Handeln HIV-Negativen gegenüber nur mehr schwer kommunizierbar ist und ein Verlust sozialer Unterstützung damit einhergehen kann. Diese positive Normalität ist ebenfalls höchst brüchig: Wenn die Infektion etwa im Zuge von Resistenzbildungen oder schwerwiegenden Begleiterkrankungen wie einer Leberinfektion durch Hepatitis C voranschreitet, kann auch hier der Ausnahmezustand hereinbrechen und die gewohnte »positive Welt« haltlos machen.

Ein vierter Weg schließlich führt zu einem offenen und bewussten Umgang mit der Krankheit im Alltag und in der sozialen Öffentlichkeit. Er verweist auf den Versuch, die Infektion als nicht veränderbare Tatsache ins Leben aufzunehmen und ihr gleichzeitig den Makel des Besonderen zu nehmen. In diesem Sinn ist es »normal«, offen mit der HIV-Infektion zu leben und anderen gegenüber davon zu sprechen. In den Geschichten dieses Buches beschreitet etwa Ronny diesen Weg. Zwar binde er seine Infektion »niemandem auf die Nase«, erzählt er, aber es »ist so eine Alltäglichkeit eingekehrt, die sich auch darin äußert, wie man mit der Krankheit anderen Leuten gegenüber umgeht«. Bemerkenswert ist, dass das Sprechen über HIV trotz aller Selbstverständlichkeit des Umgangs damit im sozialen Umfeld zumeist nur selektiv erfolgt. Dies zeigt sich besonders darin, dass den Eltern die Infektion in der Regel verschwiegen wird. Auch bei angestrebten Urlauben etwa in die USA, die lange Zeit ein Einreiseverbot für HIV-Infizierte hatten, wird die Grenze der möglichen Offenheit deutlich. Trotz des Versuchs, »normal« mit der Infektion zu leben, werden so immer wieder Erfahrungen gemacht, dass es eben doch nicht so normal ist. Es entsteht ein »Patchwork«, das oft schwer zusammenzuhalten ist und das für sein Aufrechterhalten vielfache Ressourcen benötigt. In den entsprechenden Interviews wird zugleich ein seltsames Gefühl artikuliert: Können »Negative« uns, die »Positiven«, überhaupt verstehen? Begründet die Erfahrung nicht doch eine andere Welt?

Auffällig ist, dass alle Wege, die Infektion psychosozial zu normalisieren, höchst »riskant« sind: Sie erfordern einen hohen Aufwand und viel Energie, um aktiv hergestellt zu werden, und bergen zugleich in sich das Risiko des Scheiterns. Vereinfacht gesprochen: Je normaler man als Positiver sein möchte, desto schwieriger wird es, die gefühlte oder gewollte Normalität im Alltag herzustellen und gegenüber anderen sicherzustellen. Hierin besteht das Dilemma des Begehrens nach Normalität: Auf der einen Seiten ist eine gelebte Normalität des Positivseins zentral für ein starkes Kohärenzgefühl und die damit zusammenhängende Fähigkeit, selbstbestimmt im Alltag und in der Gesellschaft handeln zu können. Auf der anderen Seite aber steht die im alltäglichen und sozialen Handeln aktiv herzustellende Normalität permanent »auf der Kippe«, droht – in Konfrontation mit den Zuschreibungen anderer und den eigenen oft unbewussten Ängsten – zusammenzubrechen und belastet das sorgsam aufrechterhaltene Kohärenzgefühl. Stark vereinfacht ließe sich dieses Muster als imaginäre Gedankenfolge zusammenfassen: »Ich will doch normal sein, weiß aber genau, dass ich so normal nicht bin. Andere vermitteln mir dies ständig, auch wenn sie es gut meinen, besorgt um mich sind. Ich kann über meine Ängste nicht sprechen, denn das würde ja bedeuten, dass diese Normalität, die ich zu leben versuche, nur eine scheinbare wäre. Also halte ich die Fassade aufrecht, kann dann aber anderen umso schwerer meine Reaktionen – den sozialen Rückzug, die aggressive Abwehr, die Überkompensation – erklären, wenn diese Fassade mal nicht hält, brüchig wird und ich das Gefühl habe, mit der Infektion und meinen Ängsten allein zu sein.« So kommt es immer wieder zu einem oft abrupten Wechsel, einem Oszillieren zwischen Phasen der (scheinbaren) Normalität und des (zeitweisen) Ausnahmezustandes, der für andere oft kaum verständlich ist und bleibt.

»Positiv« leben bedeutet in dieser Lesart: sich in einem alltäglichem Spannungsfeld zwischen dem Begehren nach Normalität und den mannigfaltigen Erfahrungen des Ausnahmezustands zu bewegen. Der Umgang mit der Krankheit ist wesentlich von den gesellschaftlichen Rahmenbedingungen abhängig, von der Bereitstellung sozialer Räume und Ressourcen, damit ein individueller Umgang gelingen kann. »Positiv« leben gibt es damit nur in der Mehrzahl: als sehr individuelle Antworten auf die durch die Therapie möglich und nötig gewordene Frage, wie ein »richtiger« Umgang mit der Infektion aussehen könnte. Bei aller medizinischen Normalisierung der Infektion sind wir jedoch noch weit entfernt von der gesellschaftlichen Normalität der Krankheit.

Herausforderungen und Bewältigungsstrategien bei HIV und Aids – gibt es einen richtigen Weg?

Jochen Drewes

Die (Lebens-)Geschichten von Menschen mit HIV und Aids, die den großen Teil dieses Buches ausmachen, verstören, schockieren und machen betroffen. Betroffen macht hier vor allem die Konfrontation mit dem Leid, mit schwerer Krankheit, mit Schmerzen und auch mit Hoffnungslosigkeit und Angst. Wie würde ich selbst damit umgehen, fragt sich der Leser unwillkürlich. Und die Frage lässt sich nicht leicht beantworten. Wäre ich depressiv, verbittert und apathisch angesichts des Leidens, oder würde ich kämpfen, versuchen, mich auf das Gute zu konzentrieren, optimistisch bleiben? Beispiele für die verschiedensten Umgangsformen mit der Diagnose HIV und den Konsequenzen finden sich in den Erzählungen, und man ist schnell dabei, die Kämpferin zu bewundern und innerlich zu loben und den Resignierten zu verurteilen.

Die Betroffenen in diesem Buch berichten von vielfältigen Stressoren und Anforderungen, die mit der HIV-Infektion für das Individuum einhergehen: gesundheitliche Probleme, Nebenwirkungen der Medikamente, Erfahrungen von Stigmatisierung und Diskriminierung, soziale und finanzielle Probleme, Ängste und Depressionen. Die folgende, der wissenschaftlichen Literatur entnommene* allgemeine Übersicht über die potenziellen Stressoren, denen chronisch Kranke ausgeliefert sind, zeigt nicht nur die vielfältigen Belastungen HIV-Infizierter, sondern auch, wie prototypisch die HIV-Infektion alle potenziellen Stressoren einer chronischen Erkrankung aufweist:

Irreversibilität und/oder Progredienz: Die HIV-Infektion ist irreversibel, also nicht heilbar, ein Zurück zum Zustand HIV-negativ ist nicht möglich. Darüber hinaus ist die HIV-Infektion progressiv, also fortschreitend, der Gesundheitszustand verschlechtert sich fortlaufend, auch wenn antiretrovirale Medikamente dies aufhalten können.

Subjektive und/oder objektive Lebensbedrohung: Die HIV-Infektion ist lebensbedrohlich, auch wenn die Möglichkeit der Behandlung ihr die akute Todesbedrohung genommen hat.

Reduzierte körperliche Leistungsfähigkeit: HIV-Infizierte leiden oft unter HIV-bedingter Fatigue, einem chronischen Erschöpfungssyndrom, das durch Müdigkeit, Erschöpfung und Energielosigkeit geprägt ist. Die Leistungsfähigkeit kann aber auch durch die Nebenwirkungen von Medikamenten oder infolge von Begleiterkrankungen bzw. opportunistischen Infektionen eingeschränkt sein. (Eine eingeschränkte körperliche Leistungsfähigkeit ist jedoch nicht die Regel bei HIV-Infizierten, wie z.B. Berichte über HIV-positive Teilnehmer an einem Marathon überdeutlich machen.)

Bedrohte körperliche Integrität und bedrohtes Selbstbild: Durch die HIV-Infektion wird das Immunsystem, der Schutzmechanismus als Voraussetzung einer körperlichen Unversehrtheit, angegriffen; Nebenwirkungen der antiretroviralen Medikamente und begleitende Erkrankungen zerstören die körperliche Unversehrtheit zusätzlich. Das positive Selbstbild kann durch Schuldgefühle und die Selbstwahrnehmung als Kranker gestört sein. Die Gefahr, andere zu infizieren, beeinträchtigt das Selbstbild überdies.

Stigmatisierende Reaktion des Umfelds: HIV/Aids ist eine stark stigmatisierte Erkrankung, wie im Kapitel »Hintergründe« dieses Buches schon beschrieben wurde.

Bedrohung von sozialen Beziehungen: Durch die Aufdeckung der HIV-Infektion sind Beziehungen zu Familienmitgliedern, Partnern, Freunden und auch Kollegen gefährdet.

Chronische Schmerzen: Die Polyneuropathie als Nebenwirkung bestimmter antiretroviraler Medikamente ist eine Erkrankung der Nervenfasern, die mit Schmerzen einhergeht. Kopf-, Bauch-, Muskel- und Gelenkschmerzen sind andere Schmerzen, unter denen HIV-Infizierte leiden können.

Aversiv erlebte therapeutische Maßnahmen: Neben den unerwünschten Nebenwirkungen der Medikamente kann auch die regelmäßige Blutentnahme oder die tägliche Einnahme der Medikamente Widerwillen und Abneigung wecken.

Abhängigkeit vom medizinischen System: Die HIV-Infektion ist eine sehr komplexe Erkrankung, die den Patienten bei vielen therapeutischen Entscheidungen abhängig von seinem Arzt macht. Ohne die durch das medizinische System bereitgestellten antiretroviralen Medikamente ließe sich der Verlauf der HIV-Infektion nicht aufhalten.

(Vorübergehende) Hospitalisierung: Krankenhausbesuche aufgrund HIV-bedingter Komplikationen sind häufig bei HIV-Infizierten, viele Erzählpassagen in diesem Buch handeln davon.

Unvorhersagbarkeit des Krankheitsverlaufs: Komplikationen wie Therapieversagen, Resistenzentwicklungen, unbekannte Langzeitnebenwirkungen der Medikamente und Langzeitfolgen der HIV-Infektion, wie die HIV-Demenz und das erhöhte Risiko von Herz-Kreislauf- und Krebserkrankungen, sind nicht kontrollierbar und können die Betroffenen tief verunsichern.

Begrenzte Lebensplanung und Zukunftsperspektive: Die Lebenserwartung von HIV-Infizierten ist weiterhin unklar; Experten sprechen mittlerweile schon davon, dass Infizierte möglicherweise genauso alt werden können wie Nichtinfizierte. Es handelt sich jedoch um unsichere Voraussagen, da die antiretroviralen Medikamente erst seit ca. 20 Jahren auf dem Markt sind und noch keine Erkenntnisse über ihre Langzeitauswirkungen vorliegen. Allein schon aufgrund der Unvorhersehbarkeit des Krankheitsverlaufs müssen HIV-Infizierte immer mit einer begrenzten Zukunftsperspektive rechnen.

Auf alle diese Belastungen muss der Betroffene reagieren, er muss seine Erkrankung verarbeiten. Der Prozess der Krankheitsverarbeitung wird auch Coping genannt. Dieser Begriff stammt aus der Stressforschung und beschreibt die Art und Weise, wie auf eine als stressreich wahrgenommene Situation reagiert wird. Die Forschung zu Stress und Coping hat eine Vielzahl von Strategien identifiziert, mit denen Betroffene auf stressreiche Situationen reagieren. Besonders häufig im Kontext der Bewältigung von HIV und Aids werden folgende Copingstrategien genannt:**

Akzeptanz und ihr Gegenteil *Verleugnung* beschreiben die Art, wie ein Stressor wahrgenommen wird. Ein Verleugnen von Symptomen, die auf eine HIV-Infektion deuten, kann zwar zum einen Stress reduzieren, ist aber gefährlich, da die Krankheit unbehandelt fortschreiten kann, bis bereits gesundheitliche Probleme vorliegen. Die eigene HIV-Infektion zu akzeptieren ist nicht einfach, wie das Beispiel Irene zeigt, die angesichts der Tatsache, dass sie früher immer gesund war, Schwierigkeiten hat, die gesundheitlichen Einschränkungen durch die HIV-Infektion anzunehmen: »Früher war ich immer gesund. Früher, als ich noch nicht HIV hatte, hatte ich einfach viele Möglichkeiten. Ich konnte immer viel unternehmen, als ich damals gesund war. Jetzt muss ich jedes Mal daran denken, meine Medizin zu nehmen. [...] Das ist schon schwierig, das alles zu akzeptieren, zu verstehen, dass es einfach so ist und so bleibt.«

Der Konsum von *Alkohol und Drogen* ist eine häufige Strategie, um sich von Problemen zu distanzieren und innere Spannungen und Ängste zu bekämpfen. Gerade bei HIV-Infizierten wird davon ausgegangen, dass der Anteil von Menschen mit einem problematischen Konsum bzw. einer Suchtentwicklung deutlich höher ist als bei Nicht-Infizierten.

Konfrontieren ist eine Strategie, die vor allem im Umgang mit Stigmatisierung und Diskriminierung zur Anwendung kommt. Anstatt sich bei erlebter Diskriminierung zurückzuziehen, bedeutet Konfrontieren, dass man das Problem aktiv anspricht und versucht, den Verursacher des Problems zu einer Änderung seiner Haltung zu bewegen.

Direkte Aktion ist dem Konfrontieren ähnlich insofern, als die Person selbst handelt, um ein Problem zu lösen. *Planen* ist eine weitere verwandte Strategie. Alle diese Strategien zielen darauf, durch eigenes Handeln Probleme zu lösen, Stressoren zu beseitigen und Anforderungen zu meistern.

Gegensätzliche, ebenfalls weit verbreitete Strategien zu diesen aktiven Problemlösungsstrategien sind *Rückzug, Resignation* und *Vermeidung.* Hierbei werden Situationen, die zu stressig sind, verlassen oder grundsätzlich gemieden.

Kampfgeist beschreibt eher eine Haltung als eine konkrete Handlung. Ulrich beschreibt zum Beispiel, wie wichtig dieser Kampfgeist für ihn war: »Ich hab die erste Zeit schon ziemlich resigniert. Aber ich hab irgendwann den Schalter umgelegt und angefangen zu kämpfen. Hab gesagt: Du kannst dir nur selber helfen. Wenn du das jetzt nicht machst, dann ist das vorbei, dann gehst du. Und gehen wollte ich noch nicht, das war mir einfach zu früh.«

Eine viel diskutierte Strategie im Umgang mit Krankheit ist die *positive Neubewertung.* Dies bedeutet, das Gute an einer stressreichen und belastenden Situation zu suchen und sich darauf zu konzentrieren statt auf die negativen Aspekte, zu versuchen, eine Belastung umzudeuten und zu schauen, ob diese nicht auch positive Konsequenzen haben kann. Der HIV-Infektion einen Sinn zuzuschreiben, wie Jonas es macht, stellt eine solche positive Neubewertung dar: »Durch die Infektion oder dass ich davon weiß, hat sich mein Leben komplett verändert. Ich glaube, dass ich heute sehr viel bewusster lebe, dass ich versuche, mein Leben noch mehr zu genießen. Ich bin einfach dankbar für jeden Moment. Insofern war die Infektion sogar gut für mich, ich hab jetzt Prioritäten gesetzt. Also, ich arbeite zum Beispiel nicht mehr so viel, ich bin privat sehr glücklich geworden und ich bin sehr unternehmenslustig geworden. Das war ich früher zwar auch, aber in ganz anderem Maße, und heute hat mein gesamtes Leben einfach eine andere Qualität bekommen. [...] Ich hab das Gefühl, im letzten Jahr um zehn Jahre älter geworden zu sein. Vielleicht bin ich dadurch erwachsen geworden.«

Sinnsuche ist auch ein wichtiger Aspekt der *Spiritualität* bzw. Religiosität als Bewältigungsstrategie. Der Glaube an Gott oder ein anderes höheres Wesen kann Ängste lindern und Hoffnung schaffen. So wie Irene ihr Glaube hilft, auf eine Heilung der HIV-Infektion zu hoffen: »Ich bin Christ. Ich glaube. Ich habe einen Glauben an Gott. Und so glaube ich, es gibt eines Tages Medikamente, die einfach diese Krankheit heilen, wie die anderen Krankheiten auch.«

Die Suche nach *sozialer Unterstützung* ist ebenfalls eine weitverbreitete Strategie im Umgang mit Krankheit, Problemen und Stress. Freunde und Bekannte, Familienmitglieder und auch Kollegen, die man in seine Probleme einweiht, können auf verschiedene Arten hilfreich sein: durch verständnisvolles Zuhören, durch Ratschläge und aktive Unterstützung bei Problemen. Jonas beschreibt, wie wichtig die soziale Unterstützung seines Freundes für seinen Umgang mit der eigenen HIV-Infektion war: »Als ich meinem Freund damals von dem Testergebnis erzählt habe, hat er mich einfach nur in den Arm genommen. [...] Und jetzt, ja, jetzt leben wir irgendwie glücklich zusammen. Ohne ihn hätte ich das letzte Jahr nicht so gut überstanden, ich wär nicht so schnell aus dem Loch herausgekommen. Ohne ihn hätte ich vielleicht auch gar nicht so schnell mit den Medikamenten und der Therapie angefangen, ich hätte mich vielleicht gar nicht informiert. Und er hat mich damals wachgerüttelt und macht mir auch heute noch bewusst, dass ich ein verdammt glücklicher Mensch sein kann, trotz allem.«

Sozialer Rückzug ist ebenfalls eine Form des Umgangs mit Krankheit. Marianne berichtet von ihrem selbst gewählten Alleinsein: »Weil, mein Leben habe ich mir so eingerichtet. Ich kann niemanden beschuldigen oder sagen: Ich bin ja so alleine oder so. Ich war mein ganzes Leben alleine. Das ist dies innere Alleinsein, weißt du. Ich will das ja so.«

Selbstbeschuldigung und *Grübeln* zählen zu den kognitiven – also gedanklichen – Strategien der Krankheitsverarbeitung. Gerade das Grübeln, die ständige gedankliche Beschäftigung mit der eigenen Erkrankung, dem Gesundheitszustand und den Problemen, ist häufig bei chronischen Erkrankungen. Selbstbeschuldigungen im Kontext von HIV-Infektionen befassen sich in der Regel mit der eigenen Schuld an der Infektion.

Eine spontane Reaktion im Umgang mit stressreichen Situationen ist das *Dampf-Ablassen*. Dampf ablassen kann eine emotionale Reaktion sein, sich aber auch in einer Handlung äußern.

Der eine oder andere Leser wird sich mittlerweile gefragt haben, warum soziale Isolierung, Verleugnung, Resignation und andere Verhaltensweisen bzw. Grundhaltungen hier als Copingstrategien genannt werden, da sie wenig zweckdienlich erscheinen. Der Begriff des Copings bzw. der Krankheitsverarbeitung ist jedoch neutral. Er beschreibt die Strategien des Umgangs mit Krankheit, ohne sie gleich zu bewerten. Welche Strategie zum Einsatz kommt, hängt von der Person und ihrer Wahrnehmung der Situation ab. So kann ein Mensch nur auf ein bestimmtes Repertoire an Copingstrategien zurückgreifen, dies hängt von seiner Lerngeschichte und seiner Persönlichkeit ab. Außerdem kann er eine stressreiche Situation in einer Art und Weise wahrnehmen, die z.B. eine Verleugnungsstrategie als einzige Möglichkeit erscheinen lässt, etwa, wenn er gerade auch noch von anderen dringlichen Problemen umstellt ist.

Nehmen wir das Beispiel einer Person, die Symptome an sich wahrnimmt, die auf eine HIV-Infektion hinweisen könnten. Eine mögliche Strategie in Reaktion auf diesen Stressor wäre die direkte Aktion, also zum Arzt zu gehen und einen HIV-Test machen zu lassen, um Klarheit über den Stressor zu erlangen. Eine andere mögliche Strategie wäre es, dem Stressor mit Verleugnung zu begegnen, also die Symptome nicht weiter zu beachten oder sie als Anzeichen für etwas anderes, Harmloseres, zu deuten. Trotzdem entstehende Spannungen würde man in diesem Fall etwa durch den Konsum von Alkohol oder anderen Drogen lösen. Die letztere Lösung, die so unangemessen erscheint, kann für die handelnde Person in einer vielleicht ohnehin fordernden oder angespannten Situation die richtige Entscheidung darstellen: Der Stress ist reduziert, das positive Selbstbild bleibt erhalten. Es kann auch sein, dass der Mensch aus unserem Beispiel nichts über Behandlungsmöglichkeiten der HIV-Infektion weiß, dass er also HIV immer noch als schreckliche Todesdrohung wahrnimmt. In diesem Fall hätte er ja durch das positive Testergebnis gar nichts gewonnen, und eine Verleugnung erscheint auch für den Betrachter schon eher als eine angemessene Reaktion. Zu den unterschiedlichen Zielen, die jemand mit seinem Verhalten ansteuert, kommen die wahrgenommenen Risiken und Kosten einer Copingstrategie. Diese werden von der Person, vielleicht nicht immer bewusst, gegen den Nutzen der Strategie abgewogen. So kann der Versuch, ein Problem durch Handeln anzugehen und zu lösen, durchaus angemessen, aber mit Risiken verbunden sein. Wer versucht, ein Problem aktiv zu lösen, riskiert zum Beispiel zu scheitern. Auch hierin kann ein Grund dafür liegen, warum jemand eine objektiv unangemessene Copingstrategie wählt.

Wir sehen also: Die Wahl der angemessenen Copingstrategie hängt entscheidend von der Person, der stressenden Situation bzw. der Wahrnehmung dieser Situation und den Zielen der Person ab. Folglich ist eine Aufteilung von Strategien der Krankheitsbewältigung in richtige und falsche, angemessene und unangemessene nicht ohne Weiteres möglich. Viele wissenschaftliche Studien beschäftigen sich trotzdem mit dieser Frage und haben dafür die vielfältigen Copingstrategien in die zwei Kategorien *Annäherung* und *Vermeidung* eingeordnet. Unter dem Oberbegriff Annäherung werden zum Beispiel Akzeptanz, Konfrontieren, Direkte Aktion, Kampfgeist, Planen, positive Neubewertung, Suche nach sozialer Unterstützung und Spiritualität zusammengefasst, während als vermeidende Strategien Alkohol- und Drogenkonsum, Rückzug, Distanzierung, Vermeidung und soziale Isolierung gelten.

Die Definition eines Ziels der Bewältigung ist ungleich schwieriger. Ohne ein Ziel ist es aber unmöglich, zu entscheiden, ob eine Bewältigungsstrategie angemessen bzw. effektiv ist. Das Beispiel eines rauchenden HIV-Infizierten soll dies verdeutlichen: Für den HIV-Infizierten mag das Ziel des Rauchens Entspannung sein, die er benötigt, um mit den Anforderungen der HIV-Infektion fertig zu werden. Das Rauchen stellt für ihn deshalb eine angemessene und effektive Bewältigungsstrategie dar. Sein Arzt hingegen sieht im Rauchen ein Risikoverhalten, das den Gesundheitszustand des

Patienten gefährden kann. Aus seiner Sicht ist das Rauchen eine unangemessene Bewältigungsstrategie. Aus pragmatischen Gründen hat man sich auch bei dieser Frage auf einige übergeordnete Ziele geeinigt. Die meisten Studien verwenden psychologische Zielgrößen zur Bestimmung effektiven Copings, wie das Ausmaß an Depression, Ängsten, wahrgenommenem Stress oder Lebenszufriedenheit. Darüber hinaus finden medizinische Daten Verwendung, wie der Immunstatus oder die Existenz HIV-spezifischer Symptome. Dabei sollte nicht vergessen werden, dass psychologische und medizinische Variablen durchaus zusammenhängen. So ist bekannt, dass sich Stress, Depressionen und Ängste negativ auf das Immunsystem und damit den Gesundheitszustand auswirken, während ein schlechter Gesundheitszustand und die Wahrnehmung von Symptomen wiederum zu Stress, Depressionen und Ängsten führen können.

Ein Vergleich vieler Studien zu dieser Frage hat nun gezeigt, dass direkte Aktion und positive Neubewertung am deutlichsten mit weniger Stress und Depression, mehr Lebenszufriedenheit und einem besseren Gesundheitszustand in Verbindung stehen. Alkohol- und Drogenkonsum, Rückzug und Resignation sowie soziale Isolierung wiederum gehen mit mehr Stress und Depression, weniger Lebenszufriedenheit und einem schlechteren Gesundheitszustand einher. Aktiv an die Probleme heranzugehen, die HIV mit sich bringt, ist also auf die Dauer gesehen besser als Vermeiden, Leugnen und etwaige Spannungen mit Alkohol und Drogen zu bekämpfen. Dass dieses aktive Herangehen an Probleme eine deutlich höhere Effektivität erst nach der Einführung der antiretroviralen Therapie mit sich gebracht hat, ist nachvollziehbar. Während HIV-Infizierte vor der Existenz einer Behandlungsmöglichkeit mit eigenem Tun wenig ausrichten konnten, haben sie nun deutlich mehr Handlungsspielraum.

Die positive Neubewertung, also der Krankheit auch gute Aspekte abzugewinnen und sich darauf zu konzentrieren, scheint jedoch in jeder Lage eine wichtige Bewältigungsstrategie zu sein. Was heißt dies nun für den individuellen Umgang mit der HIV-Infektion? Wichtig ist an erster Stelle, dass jeder Einzelne nach seinen Möglichkeiten und seinen Zielen angemessene Copingstrategien wählt. Der eine benötigt das Gefühl der Kontrolle über die Infektion. Er befasst sich ausführlich mit medizinischen Hintergründen der Infektion, betreibt aktive Informationssuche, nimmt die Medikamente streng nach Vorschrift, geht regelmäßig zu seinem Arzt und führt Buch über seine Laborwerte. Das Gefühl der Kontrolle über die Erkrankung, das so erreicht werden kann, gibt ihm Sicherheit und baut Stress ab. Ein anderer hat das Bedürfnis, seiner Infektion so wenig Raum in seinem Leben zu lassen wie möglich, und verdrängt die Tatsache seiner Infektion gern. Er möchte sich nicht zu viel mit HIV beschäftigen, sucht nicht aktiv selbst nach Informationen, sondern verlässt sich ganz auf seinen Arzt. Beide Strategien sind natürlich angemessen und zielführend für die jeweilige Person bei der Bewältigung der Erkrankung. Es würde keinen Sinn machen, zum Beispiel der zweiten Person den Besuch einer Selbsthilfegruppe nahezulegen.

Andererseits gibt es Copingstrategien, die sich negativ auf die psychische und die körperliche Gesundheit auswirken können. Vermeiden und Leugnen, Rückzug und soziale Isolierung, Alkohol- und Drogenkonsum sind im Kontext von HIV und Aids nur bedingt angemessen. Auf die längere Sicht führen sie zu mehr

Stress, Depressionen und Ängsten und zu einem schlechteren Gesundheitszustand.

Es kann also gelegentlich sinnvoll sein, sich seiner Copingstrategien bewusst zu werden, unangemessene Bewältigungsstrategien zu identifizieren und gegen angemessene auszutauschen. Stress kann man z.B. durch sportliche Betätigung oder das Erlernen von Entspannungstechniken abbauen, anstatt auf Alkohol und andere Drogen zurückzugreifen. Auch die eigene Wahrnehmung von Stressoren kann man verändern, sodass Situationen und Ereignisse weniger stressreich erscheinen oder der Einsatz anderer Bewältigungsstrategien ermöglicht wird. Die positive Neubewertung der HIV-Infektion, eine andere Herangehensweise an die Erkrankung, ist nicht für jeden einfach, aber erlernbar. Für manchen kann es nützlich sein, zu sehen, wie andere Menschen in einer ähnlichen Situation leben und den Anforderungen begegnen – dieses Buch kann und will so eine Anregung sein. Der direkte Kontakt zu anderen kann z.B. über Selbsthilfegruppen oder entsprechende Foren im Internet aufgebaut werden. Wer darüber hinaus Unterstützung benötigt, für den kann auch eine kognitive Verhaltenstherapie bei einem Psychotherapeuten hilfreich sein.

Eine der erstaunlichsten Beobachtungen bei Menschen, die an schweren Krankheiten leiden, ist die bereits so eindringlich betonte Fähigkeit, auch aus dem Leiden etwas Gutes zu ziehen. Man ist fast etwas neidisch, wenn man liest, wie Peter beschreibt, wie sich sein Leben zum Positiven gewandelt hat, und wünscht sich, um zu den Überlegungen vom Anfang dieses Abschnitts zurückzukehren, dass man selbst auch so reagieren würde:

»Und wir leben anders, die Positiven leben ganz anders. Das hab ich gemerkt, weil jetzt viele schon zu mir gesagt haben: ›Du hast dich echt zum Positiven verändert.‹ Es ist so, dass du es genießt, jeden Tag. Jeden Sonnenstrahl, dass du neue Menschen kennenlernst. Also, ich beobachte viel mehr, ich genieße es einfach wieder. Ich nehme es nicht mehr so selbstverständlich einfach hin. Und ich finde es traurig eigentlich, im Nachhinein, dass das erst passieren musste. Das hätte ich vorher auch haben können, aber ob ich das dann genauso hätte, ich glaube nicht.«

Anmerkungen
* Die Auflistung geht auf BENGEL & HELMES (2005) zurück und wird hier nach MUTHNY & BENGEL (2009) zitiert.
** Diese Aufzählung geht auf die Vergleichsstudie von MOSKOVITZ und Kollegen zurück, die unter dem Titel »What works in coping with HIV? A meta-analysis with implications for coping with serious illness« 2009 in der Zeitschrift »Psychological Bulletin« veröffentlicht wurde.

Nachwort

Die Verwundbarkeit bleibt

»Zonen der Verwundbarkeit«: Diesen Begriff hat der französische Soziologe Robert Castel geprägt, um bestimmte Bereiche gesellschaftlicher Lebenswirklichkeit zu beschreiben, die sich durch Armutslagen, aber auch durch Krankheiten und den Verlust sozialer Unterstützung auszeichnen. Sie erschweren oder verhindern die Teilhabe an den beruflichen und privaten Fitnesswettbewerben und tragen maßgeblich zu den zunehmenden Ausgrenzungsprozessen in den spätmodernen Gesellschaften bei. Eine solche dramatische Diagnose der Verwundbarkeit wäre sicher auch in der Phase gestellt worden, als HIV und Aids in den 1980er-Jahren bedrohlich in die Lebenswelten vieler Menschen eindrangen. Der soziale Diskussionszusammenhang um HIV und Aids hat sich jedoch im letzten Vierteljahrhundert erkennbar verändert und neu formiert. Durch effektivere Therapiemethoden hat das todannoncierende Schreckgespenst Aids zunehmend einen Prozess der Normalisierung als Krankheit durchlaufen und einen »Bewältigungsoptimismus« entstehen lassen: Haben wir nicht einen von Angst bestimmten Gefährdungsdiskurs hinter uns gelassen? Können ihn nicht die Betroffenen angesichts vielfältiger neuer medizinischer Interventionsmöglichkeiten in die Folterkammer der Vergangenheit verweisen? Sind Risiko und lebensbedrohliche Folgen von Aids nicht so weit unter Kontrolle, dass man auf eine von der Angst getriebene Prävention verzichten könnte? Auf jeden Fall hat sich die Vermeidung des Infektionsrisikos deutlich in Richtung eines »Risikomanagements« verschoben, das den Entscheidungs- und Handlungsspielraum der Einzelnen vergrößert hat.

Beim Lesen des nun von Phil C. Langer, Jochen Drewes und Angela Kühner vorgelegten Buches wird jedoch deutlich, dass die »Zonen der Verwundbarkeit« im Zusammenhang mit HIV und Aids auch in Deutschland nach wie vor präsent sind. Die Interviews mit Betroffenen rücken die teilweise existenziellen Herausforderungen und Folgen der Infektion wieder ins Zentrum. Den für das Buch gewählten Titel »Positiv« wird man im Zusammenhang von HIV und Aids damit kaum als naive »Mensch, sei positiv«-Ideologie missverstehen. Er transportiert in ambivalenter Weise Gefährdungen, Bedrohungen oder traumatische Erlebnisse ebenso wie eine salutogenetische und Empowerment-Perspektive. Die beiden Perspektiven bilden die zentralen Zugänge der Gesundheits- und Gemeindepsychologie und sie sind vor allem aus der Begegnung mit Menschen formuliert worden, die mit schweren psychischen und körperlichen Problemen zu leben haben. Aaron Antonovsky hat das Salutogenesemodell im Zusammenhang mit einer Untersuchung der in Israel lebenden Holocaustüberlebenden entwickelt. Die Erwartungen, dass die posttraumatischen Folgen des Überlebens von Vernichtungslagern zu schweren gesundheitlichen Einschränkungen führen, haben sich bei zwei Drittel der Befragten als richtig erwiesen, aber ein Drittel war altersgemäß gesund. Im Zusammenhang mit einer solchen Fragestellung ist man nicht in Versuchung, von einem generellen Bewältigungsoptimismus auszugehen, und das wäre Antonovsky auch fremd. Er sagte: »Ich bin überzeugt, dass wir uns alle immer im gefährlichen Fluss des Lebens befinden und niemals sicher am Ufer stehen.« Das ist ein Bekenntnis zu einem eher pessimistischen Bild, und die Metapher vom »gefährlichen Fluss« ist in Antonovskys Denken sehr wichtig, es ist für ihn das Bild für das Leben: »Ich gehe davon aus, dass (…) Ungleichgewicht und Leid inhärente Bestandteile menschlicher Existenz sind, ebenso wie der Tod. Wir alle, um mit der Metapher fortzufahren, sind vom Moment unserer Empfängnis bis zu dem Zeitpunkt, an dem wir die Kante des Wasserfalls passieren, um zu sterben, in diesem Fluss.« Auf diesem Hintergrund wird die Frage zentral, wie Menschen mit diesen Gefährdungen umgehen, wie sie sie verstehen und welchen Sinn sie ihnen geben können. Die Frage nach dem Leben mit HIV und Aids macht genau unter dieser Perspektive Sinn. Die Lebens- und Überlebensmöglichkeiten werden dann nicht an die Biomedizin und ihr subjektfreies Agieren delegiert, sondern sie hängen engstens mit Ressourcen zusammen, die die Salutogenese als gesundheitsrelevant aufzeigt. Dazu gehören neben dem Kohärenzsinn, der Interpretations- und Handlungskompetenz zum Ausdruck bringt, Widerstandsressourcen, die ein positives Selbstwertgefühl ebenso einschließen wie einbettende und unterstützende soziale Netzwerke, Teilhabe an gesellschaftlichen Teilhaberessourcen wie Arbeit und Geld und schließlich auch symbolisches Kapital wie Wertvorstellungen und Bildung.

Vor diesem Hintergrund zeigt das hier vorgelegte Buch eindrucksvoll auf, wie Menschen auf höchst unterschiedliche Weise mit HIV und Aids leben. Da wird deutlich, welche Ressourcen für die einzelnen Frauen und Männer zugänglich waren und in die eigenen Lebens- und Überlebensstrategien einbezogen werden können. Es gibt keine Standardlösungen, die man Betroffenen »verschreiben« könnte. Entscheidend ist vielmehr eine Empowermentstrategie, die in den Lebenswelten und auch im professionellen Handlungsfeld praktiziert werden kann: Menschen Mut machen, ihre eigenen Wege zu suchen, eigene Ressourcen ernst zu nehmen und im Erfahrungsaustausch mit anderen Betroffenen, in der Netzwerkbildung in Selbsthilfeinitiativen und in den unterschiedlichen Communitys neue Ressourcen zu generieren.

Prof. Dr. Heiner Keupp, München

Anhang

220

Zum Weiterlesen

Phil C. Langer: Beschädigte Identität. Dynamiken des sexuellen Risikoverhaltens schwuler und bisexueller Männer (Wiesbaden: VS Verlag für Sozialwissenschaft 2009). Ein sozialpsychologisches Fachbuch, das die Ergebnisse einer Interviewstudie zum sexuellen Risikoverhalten schwuler und bisexueller Männer ausführt. Einige der Interviews, die dort analysiert werden, sind auch in dem vorliegenden Buch als verdichtete Geschichten enthalten. Im Zentrum der Diskussion steht die Frage, welche Einflüsse biografische und lebensweltliche Hintergründe etwa der Stigmatisierung, Diskriminierung und Gewalterfahrung auf den Eingang von HIV-Risiken haben können. Es ist ein Beitrag zum Verständnis der psychosozialen Dynamiken der Infizierung in Zeiten der Behandelbarkeit der Krankheit.

Wer sich intensiver informieren möchte

Informationsmaterial der DAH: Die Deutsche AIDS-Hilfe bietet in Form von Broschüren und Fachveröffentlichungen aktuelle Informationen zu den wesentlichen Aspekten HIV und Aids. Diese betreffen zum einen präventiv die Aufklärung über Übertragungswege, Krankheitsverlauf und Schutzmöglichkeiten, zum anderen die Herausforderungen des Lebens mit HIV und Aids, also Fragen zu Therapie, Nebenwirkungen und psychologischen Folgen. Im Zusammenhang mit dem vorliegenden Buch können z. B. empfohlen werden: »HIV/Aids von A bis Z. Heutiger Wissensstand« (herausgegeben zusammen mit der Bundeszentrale für gesundheitliche Aufklärung), »Therapie? Basis-Informationen zur Behandlung der HIV-Infektion«, »Depression? Informationen für Menschen mit HIV«, »Positiv schwanger (Arbeitshilfe für Ärzte/Ärztinnen, Hebammen/Entbindungshelfer und Berater/-innen, in Deutsch, Englisch, Französisch und Spanisch)«. Viele Broschüren sind mehrsprachig erhältlich. Sie können über die Homepage der Deutschen AIDS-Hilfe zum Großteil kostenlos bestellt werden.

MED-INFO: Die Broschüren-Reihe wird von der Aidshilfe Köln mit Unterstützung der Deutschen AIDS-Hilfe herausgegeben und bietet in kurz gefasster und verständlicher Form medizinische Informationen für Menschen mit HIV und Aids. Die laufend aktualisierten Hefte behandeln Themen wie »HIV und Hepatitis C« (Nr. 67), »HIV und Reisen« (Nr. 54), »Sexuelle Funktionsstörungen bei Männern mit HIV« (Nr. 70), »Müdigkeit – Fatigue – Burn-out bei HIV/Aids« (Nr. 61) und »Stress, Stressbewältigung und HIV« (Nr. 58). Sie können unter www.hiv-med-info.de kostenlos heruntergeladen werden.

Projekt Information: Zeitschrift, die alle zwei Monate erscheint und HIV-infizierte Menschen, ihre Freunde, Angehörigen, Ärztinnen und Ärzte über aktuelle medizinische Entwicklungen und therapeutische Forschung, soziale und psychologische Aspekte der Infektion informiert. Sie wird von einem gleichnamigen unabhängigen und überkonfessionellen Verein herausgegeben, dessen Ziel es ist, HIV-infizierten Menschen zusammen mit ihren Ärztinnen und Ärzten eine eigenverantwortliche Entscheidung zu therapeutischen Maßnahmen zu ermöglichen. Homepage des Vereins mit kostenlosem Zugriff auf die Zeitschrift: www.projektinfo.de.

Buch gegen die Panik: Das »Buch gegen die Panik. Leben mit der HIV-Infektion« von Keikawus Arastéh und Rudolf Weiß ist mittlerweile in der 9. Auflage erschienen und informiert allgemeinverständlich über medizinische, soziale und psychologische Aspekte des Lebens mit HIV und Aids. Es wird über Schwerpunktpraxen verteilt und kann in den Schwulen Buchläden gekauft werden.

Informationen der Pharmaindustrie: Pharmaunternehmen, die HIV-Medikamente herstellen, bieten zum Teil eigene Informationsbroschüren für Menschen mit HIV und Aids. Eine informative, gut lesbare und verständlich geschriebene Broschüre zum Thema Fettumverteilungsstörungen/Lipodystrophie kann auf der Seite www.hiv-und-aids.de der Firma Abbott heruntergeladen werden (Rubrik: Infos zu HIV und Aids > Nebenwirkungen > Fettumverteilungsstörungen). Die Ratgeber »Soziale und rechtliche Aspekte bei HIV« und »Das Arzt-Patienten-Verhältnis im Bereich HIV« von Jacob Hösl stellt die Firma Boehringer Ingelheim auf der Homepage www.virawoche.de zur Verfügung (Rubrik »Broschürenservice«).

HIV.Net: Ein mittlerweile in der 16. Auflage (2009) vorliegendes medizinisches Fachbuch, das sich vor allem an Ärztinnen und Ärzte richtet, aber auch an Angehörige anderer Berufe, die mit HIV-Patienten zu tun haben. In vielfachen, jährlich aktualisierten Beiträgen, die von den wesentlichen deutschen HIV-Medizinern verfasst sind, wird der Stand des Wissens zu biomedizinischen Grundlagen, HAART und den zur Verfügung stehenden Medikamenten, Nebenwirkungen der Therapie, opportunistischen Erkrankungen sowie speziellen Problemen der HIV-Therapie ausgeführt (z. B. Hepatitis-Koinfektionen, sexuelle Dysfunktion, psychiatrische Erkrankungen). Das auch über das Internet (www.hivbuch.de) frei verfügbare und abrufbare Buch gibt zugleich praktische Hilfen in Form von klaren Handlungsanweisungen für die Praxis.

Internet-Quellen: Der AIDSfinder (www.aidsfinder.de) bietet einen sehr guten Überblick über relevante Informationsmöglichkeiten zu Themenbereichen wie Leben mit HIV, Prävention, Psychosoziales, Soziale Sicherheit, Medizin und Recht. Das durch Suchfunktion gestützte Angebot wird ergänzt durch ein umfangreiches Verzeichnis von Aidshilfen, Aidsberatungsstellen und Adressen wichtiger Organisationen, Ministerien und Fachgesellschaften. Ein gemeinsames Portal für die verschiedenen Strukturen, in denen die »Community-Beteiligung« derzeit stattfindet, ist www.hivcommunity.net. Informationen zu Wechselwirkungen zwischen der HIV-Therapie und Drogen sind unter www.hivdrogen.de zu finden. Unter www.hiv.net ist der älteste und umfangreichste deutschsprachige Informationsdienst zu HIV und Aids erreichbar. Empfehlenswert ist auch der monatlich von der DAH herausgegebene HIVreport, in dem aktuelle Entwicklungen zu medizinischen sowie rechtlichen und sozialen Aspekten von HIV und Aids diskutiert werden (www.hivreport.de). Die Website www.hivnachrichten.de bietet aktuelle Nachrichten zu HIV und Aids, unter anderem in den Rubriken Medizin und Forschung, Kunst und Kultur, Politik und Gesellschaft sowie Rat und Tat. Gesundheitsinfos für HIV-positive und -negative schwule und bisexuelle Männer finden sich auf der Homepage der bundesweiten Präventionskampagne »ICH WEISS WAS ICH TU« der DAH (www.iwwit.de). Und der mit dem Medienpreis der Deutschen AIDS-Stiftung ausgezeichnete Blog www.ondamaris.de beschäftigt sich mit allen Aspekten des positiven schwulen Lebens.

Wer Beratung oder Hilfe sucht

Bundeszentrale für gesundheitliche Aufklärung (BZgA): Die Bundesbehörde nimmt für den Bund zentrale Aufgaben der Prävention und Gesundheitsförderung wahr, die nicht nur HIV und Aids, sondern auch Themen wie Sucht, Stress und Ernährung betreffen. Die massenmedialen Kampagnen »Gib Aids keine Chance« und »Mach's mit« leisten einen bundesweiten Beitrag zur gesamtgesellschaftlichen Aufklärung zu HIV und Aids. Über ihre Internetseite kann Informationsmaterial zu HIV und Aids, z.B. Broschüren oder Unterrichtshilfen, größtenteils kostenlos heruntergeladen oder bestellt werden. Eine telefonische Hotline beantwortet Fragen zu HIV/Aids und deren Folgen und vermittelt Adressen von medizinischen Einrichtungen, Beratungs- und Teststellen. Homepage: www.bzga.de; Hotline: 01805 555444 (0,14 Euro/Min. Festnetz).

Robert-Koch-Institut (RKI): Das Bundesinstitut ist die zentrale Einrichtung der Bundesregierung auf dem Gebiet der Krankheitsüberwachung und -prävention. Seine Kernaufgaben sind die Erkennung, Verhütung und Bekämpfung insbesondere der Infektionskrankheiten. Durch das regelmäßig herausgegebene und kostenlos zu beziehende »Epidemiologische Bulletin« informiert es Fachleute und eine interessierte Öffentlichkeit auch über den Stand der Verbreitung und die aktuellen Entwicklungen zu HIV und Aids. Im Rahmen der Gesundheitsberichterstattung des Robert-Koch-Instituts ist auch ein sehr informatives Themenheft zu HIV und Aids erschienen, dies kann kostenlos über die Homepage: www.rki.de bestellt werden oder als PDF gleich heruntergeladen werden (Rubik: Service > Veröffentlichungen > GBE-Themenberichte und -schwerpunkthefte).

Deutsche AIDS-Hilfe e. V. (DAH): Der Dachverband von über 120 regional tätigen Mitgliedsorganisationen ist ein wesentlicher Akteur der strukturellen Prävention und Gesundheitsförderung im Bereich HIV und Aids in Deutschland. In der Tradition der engagierten Selbsthilfe richtet die Deutsche AIDS-Hilfe ihre Angebote zu gesundheitsförderndem Verhalten an den Lebenswelten von Individuen und vor allem den besonders von diesen Krankheiten bedrohten und betroffenen Gruppen aus. Sie versteht sich als Repräsentantin von HIV-infizierten Menschen. Über ihre Internetseite (www.aidshilfe.de) können zahlreiche Informationsmaterialien heruntergeladen oder bestellt werden. Fragen zu HIV und Aids werden über eine telefonische Hotline und eine Online-Beratung beantwortet. Auf der alle zwei Jahre stattfindenden bundesweiten Konferenz »Positive Begegnungen« können sich HIV-infizierte Menschen und deren Angehörige austauschen und informieren. Als Fachverband veranstaltet sie Seminare und Workshops für Multiplikatoren aus den Aidshilfen, den Zielgruppen der Aidshilfe-Arbeit und den Selbsthilfe-Netzwerken. Homepage: www.aidshilfe.de.

Regionale Aidshilfen: Sie sind in über 100 Städten deutschlandweit präsent, oft auch vor Ort, z.B. in der Schwulen- und Drogenszene sowie bei Menschen, die anschaffen gehen. Sie informieren und beraten Menschen aus allen Bevölkerungsgruppen, bieten Selbsthilfe- und Gesprächsgruppen für Menschen mit HIV/Aids, ihre Freunde und Angehörigen an, betreuen und pflegen Menschen mit HIV/Aids zu Hause, im Krankenhaus, im Justizvollzug und in Drogentherapie-Einrichtungen. Des Weiteren bieten die Aidshilfen Informationen zu Übertragungswegen und HIV-Test-Möglichkeiten. 28 Aidshilfen bieten unter einer bundesweiten Nummer eine Telefonberatung zu allen Fragen rund um HIV/Aids an: 01803319411 (0,19 Euro/Min. Festnetz).

HIV-Therapie-Hotline: Sie ist ein Angebot von Betroffenen für Betroffene zu Fragestellungen der HIV-Therapie und bietet Informationen z.B. im Hinblick auf den besten Zeitpunkt des Therapiestarts, die »passende« Therapiekombination und den Umgang mit Nebenwirkungen. Die Mitarbeiter sind selbst HIV-positiv und haben eigene Erfahrungen mit Kombi-Therapie und werden von den am Projekt kooperierenden Ärzten betreut und geschult. Telefon: 089 54333-123, Montag bis Donnerstag: 16–19 Uhr, E-Mail: therapie.hotline@muenchner-aidshilfe.de

Kirchliche Einrichtungen: Sie bieten Beratung, Information, Hilfe und Unterstützung für Menschen mit HIV und Aids und deren Angehörige in vielen größeren Städten in Deutschland. Sie möchten Ratsuchenden einen Schutzraum zur Verfügung stellen, in dem es möglich ist, offen über die Infektion mit allen Unsicherheiten und Ängsten zu sprechen. Anlaufstellen sind z. B. die Psychosoziale Aidsberatung der Caritas in München (Homepage: www.aidsberatung-caritasmuenchen.de; Schrenkstraße 3, 80339 München, Telefon: 089 50035520) oder die eva-Aidsberatungsstelle in Stuttgart (Homepage: www.eva-stuttgart.de; E-Mail: gerd.brunnert@eva-stuttgart.de, Telefon: 07112054-388).

Netzwerke: Sie werden von Menschen mit HIV und Aids und ihren An- und Zugehörigen, von Drogengebrauchern, Ehemaligen und Substituierten und von Menschen, die sich in der schwulen und schwul-lesbischen Selbsthilfe engagieren, getragen. Sie stehen der DAH e. V. nahe. Dazu gehören: PositHIV & Hetero (www.hetero.aidshilfe.de); Netzwerk der Angehörigen von Menschen mit HIV und AIDS e. V. (www.angehoerige.org, Telefon: 0202 763063, E-Mail: vorstand@angehoerige.org); Netzwerk Frauen und Aids (www.netzwerkfrauenundaids.de); Afro-Leben+ in Deutschland (www.afrolebenplus.de). Für junge Menschen mit HIV und Aids, die sich oft in den etablierten Angeboten der HIV-Selbsthilfe nicht wiederfinden, existiert das Netzwerk »jung und positiv« (www.jungundpositiv.de). Ehemalige Drogenabhängige und Substituierte finden Hilfe bei Jes-Junkies (www.jes-junkies.de).

Deutsche AIDS-Stiftung: Sie eine bundesweit arbeitende gemeinnützige Stiftung mit dem Ziel, die Lebenssituation von Menschen mit HIV und Aids zu verbessern. Sie unterstützt Betroffene, die sich in besonderer sozialer Notlage befinden, auf Antrag materiell und fördert Projekte für und von Menschen mit HIV / Aids. Homepage: www.aids-stiftung.de; Kontakt: Deutsche AIDS-Stiftung, Markt 26, 53111 Bonn, Telefon: 0228 604690, Fax: 0228 6046999.

Klinische Einrichtungen: Krankenhäuser, vor allem Universitätskliniken, haben oftmals Abteilungen, die auf HIV und Aids spezialisiert sind und ambulante oder stationäre Behandlung bieten. In der Regel sind auch psychosoziale Beratungsmöglichkeiten vorhanden. Anlaufstellen sind z. B. HIVCENTER, Ambulanz, Haus 68, Klinikum der J. W. Goethe-Universität, Theodor-Stern-Kai 7, 60590 Frankfurt am Main; Psychosoziale Beratungsstelle an der Klinik und Poliklinik für Dermatologie und Allergologie Klinikum der LMU, Frauenlobstr. 9–11, 80337 München, Telefon: 089 51606333 oder 089 51606334; Medizinisch-Psychosoziale Beratungsstelle an der TU, Biedersteinerstraße 29, 80802 München, Telefon: 089 349394; Universitätsklinikum der TU Dresden, Immunschwäche-Ambulanz/Haus 46, Fetscherstraße 74, 01307 Dresden, Telefon: 0351 4583431 oder 4583878.

HIV-Schwerpunktpraxen: Eine umfangreiche Liste mit niedergelassenen Ärztinnen und Ärzten, die sich auf die Behandlung von HIV und Aids spezialisiert haben, ist unter www.hivandmore.de/aerzteverzeichnis/ zu finden. Informationen gibt es auch über die Deutsche Arbeitsgemeinschaft niedergelassener Ärzte in der Versorgung HIV-Infizierter e. V. (DAGNÄ), einem Netzwerk von etwa 300 Internisten, Allgemeinmedizinern und Vertretern sonstiger Fachgruppen, Regionalgruppen sowie ca. 2000 Medizinern, die regelmäßig mit aktuellen Informationen versorgt werden. Nahezu alle HIV-Schwerpunktzentren sowie über 50 % der Mitbehandler sind in der DAGNÄ organisiert.

Kompetenznetz HIV/Aids: In dem vom Bundesministerium für Bildung und Forschung geförderten Netzwerk sind die wesentlichen deutschen Arbeitsgruppen, die im Bereich der klinischen Forschung und der kliniknahen Grundlagenforschung zu HIV und Aids tätig sind, in Form eines nationalen Forschungsverbunds zusammengeschlossen. Auf der Internetseite www.kompetenznetz-hiv.de gibt es wissenschaftliche Informationen zur Therapie und Hinweise etwa zu medizinischen Studienteilnahmen für Patientinnen und Patienten.

»HIV im Dialog«: Ein jährlich in Berlin stattfindender Kongress, der alle Interessierten zum gleichberechtigten Austausch einlädt und einen Rahmen für kontroverse Positionen und neue Denkansätze bieten möchte. Er ist kostenfrei zugänglich. Homepage: www.hiv-im-dialog.de. Weitere Fachkongresse im deutschsprachigen Raum sind die »Münchner Aids-Tage« und der Schweizerisch-Österreichisch-Deutsche Aids-Kongress.

»Positive Begegnungen«: Die »Konferenz zum Leben mit HIV und Aids« tagt alle zwei Jahre in einer anderen deutschen Stadt. Sie stellt mit mehreren Hundert Teilnehmerinnen und Teilnehmern und vielen Workshops zu HIV und Aids die europaweit größte Veranstaltung dieser Art dar und richtet sich nicht nur an Menschen, die mit HIV und Aids leben, sondern auch an deren Angehörige und Freunde. Aktuelle Informationen über die Homepage der Deutschen AIDS-Hilfe (DAH).

Glossar

Akute HIV-Infektion: So wird die Phase in den ersten Wochen nach der Infektion mit HIV genannt. Diese Phase geht in 40 % bis 90 % der Fälle ca. eine bis vier Wochen nach der Infektion mit folgenden Symptomen einher: vor allem Fieber, eine Schwellung der Lymphknoten, Rachenentzündungen und Hautausschlag sowie Abgeschlagenheit, Appetitlosigkeit, Kopf- und Muskelschmerzen. Die Phase der akuten HIV-Infektion ist vor allem durch eine starke Vermehrung des Virus im Körper gekennzeichnet. Häufig wird die akute HIV-Infektion als leichte Grippe oder Ähnliches falsch diagnostiziert.

Antiretrovirale Therapie: HIV gehört zu den sogenannten Retroviren, die sich vermehren, indem sie ihr Erbgut (RNA) in das menschliche (DNA) integrieren. Daher werden auch die Medikamente, die sich gegen das Virus richten, als antiretroviral bezeichnet.

Barebackpartys: Mit dem englischen Begriff »Barebacking«, im eigentlichen Sinn »Reiten ohne Sattel«, ist der bewusste Verzicht auf das Nutzen von Kondomen beim Sex gemeint. Die Praxis des

Barebackings war ursprünglich auf HIV-positive schwule Männer beschränkt, die beim Sex mit anderen HIV-Positiven auf Kondome verzichtet haben. Heute wird der Begriff als Symbol für eine »Sorglosigkeit« vor allem bei schwulen Männern im Umgang mit Safer Sex genutzt, obwohl Studien zeigen, dass von einer solchen Sorglosigkeit keine Rede sein kann.

Notfallmedikamente: Dabei handelt es sich um die sogenannte Postexpositionsprophylaxe (PEP). Diese besteht in der 30-tägigen Einnahme von antiretroviralen Medikamenten nach einem Risikokontakt und kann eine potenzielle HIV-Infektion verhindern. Mit der PEP muss so schnell wie möglich, spätestens 72 Stunden nach dem Risikokontakt, begonnen werden. Die PEP kann in Krankenhäusern und bei Ärzten erhalten werden, empfehlenswert ist es, wenn man sich an HIV-Spezialisten wendet.

Opportunistische Infektionen: So werden Erkrankungen genannt, die besonders häufig bei HIV-Infizierten auftreten. Es handelt sich dabei in der Regel um Erreger, die bei Personen mit einem nicht geschwächten Immunsystem nicht zu einer Erkrankung führen würden. Über ihr Vorhandensein wird die Diagnose Vollbild Aids gestellt. Die wichtigsten opportunistischen Infektionen sind die PCP-Lungenentzündung, das Kaposi-Sarkom und die Toxoplasmose.

PCP (Pneumocystispneumonie): Eine durch einen Pilz verursachte Lungenentzündung, die vor allem bei immungeschwächten Personen auftritt. Die PCP zählt zu den sogenannten opportunistischen Erkrankungen, deren Auftreten das Vollbild Aids definieren, und stellt nicht nur die häufigste opportunistische Infektion dar, sondern auch die häufigste Todesursache von Aids-Patienten.

Positive: Die Bezeichnung »Positive« oder »Positiver« bezieht sich auf die »positive« Testung auf das Virus, das der Diagnose HIV zugrunde liegt. Sie wird auch als in doppeltem Sinn »positive« Selbstbeschreibung von Menschen mit HIV und Aids selbst genutzt.

Schwerpunktarzt/-ärztin: HIV-Schwerpunktärzte sind in der Regel Allgemeinärzte oder Internisten, die sich im Rahmen ihrer Ausbildung auf die Behandlung von HIV spezialisiert haben. Praxen sogenannter Schwerpunktärzte gibt es in allen größeren Städten Deutschlands (siehe auch: »Wer Beratung oder Hilfe sucht«).

Superinfektion: Erneute Infektion eines HIV-Infizierten mit HIV. Dies ist theoretisch möglich, da sich das HI-Virus in eine Vielzahl von leicht unterschiedlichen Stämmen aufteilt. Eine solche Superinfektion wird mit einer baldigen Verschlechterung des Gesundheitszustands in Verbindung gebracht, u.a. deshalb, weil auch gegen bestimmte Medikamente bereits resistente Virusstämme übertragen werden könnten. Die Superinfektion wird als wichtiges Argument angeführt, dass auch HIV-Positive beim Sex miteinander Kondome nutzen sollten. Die praktische Relevanz dieses Problems ist in der Fachwelt allerdings sehr umstritten, nur sehr selten wurde eine Superinfektion bisher tatsächlich nachgewiesen. Mittlerweile wird davon ausgegangen, dass eine Superinfektion zumindest dann nicht möglich ist, wenn beide Partner antiretrovirale Medikamente einnehmen.